10分钟简易拉伸

放松身体

罗云涛　邓旭　主编

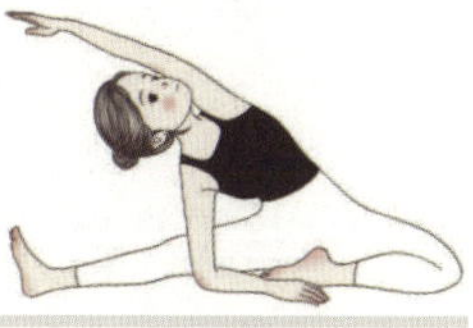

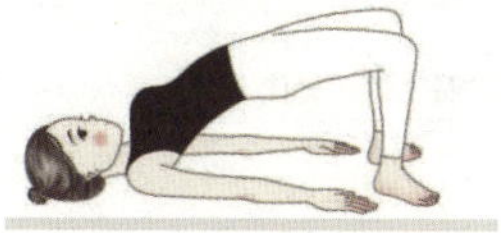

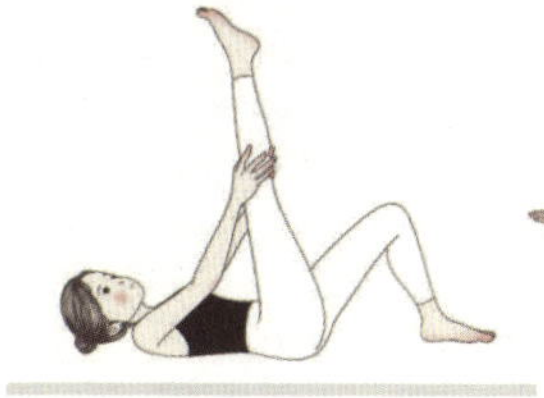

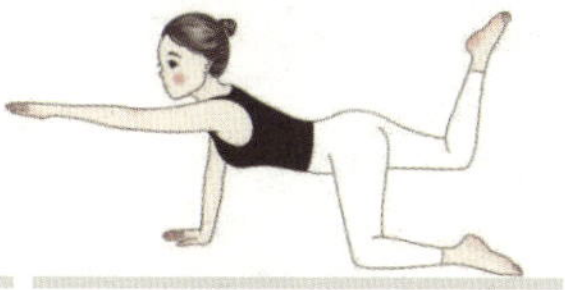

黑龙江科学技术出版社
HEILONGJIANG SCIENCE AND TECHNOLOGY PRESS

图书在版编目（CIP）数据

10 分钟简易拉伸：放松身体 / 罗云涛，邓旭主编
. -- 哈尔滨：黑龙江科学技术出版社，2023.3
（10 分钟动起来，养身心）
ISBN 978-7-5719-1747-0

Ⅰ. ①1… Ⅱ. ①罗… ②邓… Ⅲ. ①运动训练 Ⅳ.
① G808.1

中国国家版本馆 CIP 数据核字 (2023) 第 025458 号

10 分钟简易拉伸：放松身体
10 FENZHONG JIANYI LASHEN : FANGSONG SHENTI

主　　编　罗云涛　邓　旭
策划编辑　深圳·弘艺文化 HONGYI CULTURE
封面设计
责任编辑　孙　雯
出　　版　黑龙江科学技术出版社
地　　址　哈尔滨市南岗区公安街 70-2 号
邮　　编　150007
电　　话　（0451）53642106
传　　真　（0451）53642143
网　　址　www.lkcbs.cn
发　　行　全国新华书店
印　　刷　哈尔滨市石桥印务有限公司
开　　本　710 mm × 1000 mm　1 / 16
印　　张　11
字　　数　150 千字
版　　次　2023 年 3 月第 1 版
印　　次　2023 年 3 月第 1 次印刷
书　　号　ISBN 978-7-5719-1747-0
定　　价　45.00 元

PREFACE

日常生活中，在跑步或游泳等运动前后都要进行拉伸，以唤醒身体局部的肌肉。“拉伸”也是一种运动，既简易有效，又不挑场地、时间，堪称可以随时随地进行的运动。

现代人的健康意识日益增强，但又因为人们长期久坐，缺乏运动，身体会变得僵硬。想要增加身体的柔韧性，让肌肉更具弹性，最简单有效的方法就是每天花10分钟时间进行有规律的拉伸，并使之成为日常习惯。

正确的拉伸运动可以提高身体的关节活动性，放松紧张疼痛部位，平衡抗性肌群，促进血液循环，增加肌肉热度、弹性，减少运动损伤等。当我们经常做适度拉伸动作时，身体机制必须对肌肉张力做出反馈，久而久之，肌肉更具有弹性，身体更加柔软。反之，当我们长期久坐不动时，身体的肌肉反应会降低。

大多数人知道拉伸的重要性，但不知如何操作，更不知过度、错误的拉伸也会导致身体损伤。本书的目的就是向大家讲解身体各个部位的精准拉伸，如头、面、颈、肩、背、腰、髋、臀、腿、手、足等全身各部位。同时，本书还针对不同时间段、不同人群需求，设计了个性化的拉伸组合动作，每天10分钟，让您随时随地进行简易拉伸的锻炼，尽情享受更舒适、更适合自己的运动！

本书共分为5章，具体内容如下：

第1章介绍人体主要的肌肉和骨骼，以及什么是拉伸、为什么需要拉伸、拉伸适合的人群、拉伸的注意事项、拉伸的方法等基础知识。

第2章主要针对身体的重要部位（颈肩、上半身、腰部、腿部）基础拉伸动作进行了详细讲解，既简单又有效。

第3章对全身各部位精准拉伸进一步详细解说，包含面部、手部、颈部、肩背部、手臂部、腰髋部、大腿及臀部、腿和膝部、足部。每个动作既可单独练习，也可以组合练习。

第4章针对日常生活中常见的各种“小毛病”进行精准拉伸练习，坚持不懈，可有助于保健康复。

第5章是组合拉伸操，专为久坐办公族、青少年、中老年、体力工作者、汽车驾驶员等人群在晨起后、睡觉前、看电视时、做家务前后分别制定的个性化的日常拉伸动作！

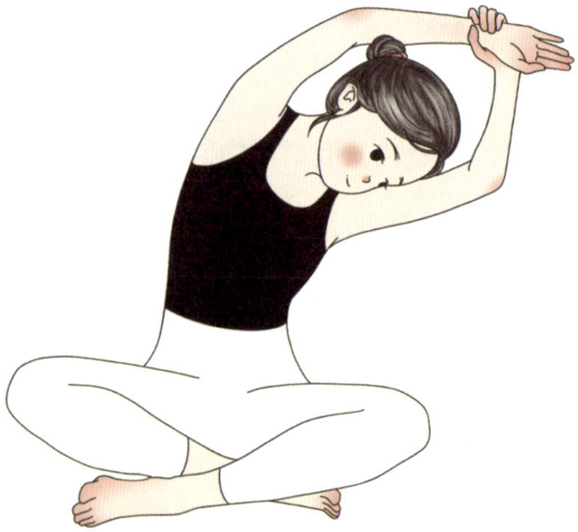

CONTENTS

chapter 01

初级瑜伽必修课

chapter 02

基础拉伸动作

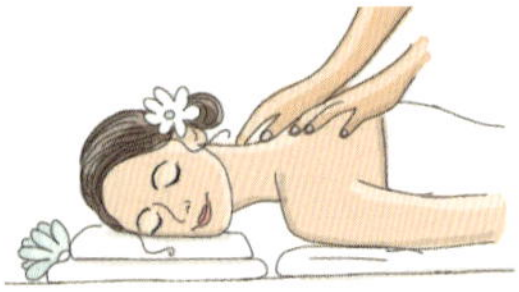

chapter 03

全身各部位拉伸

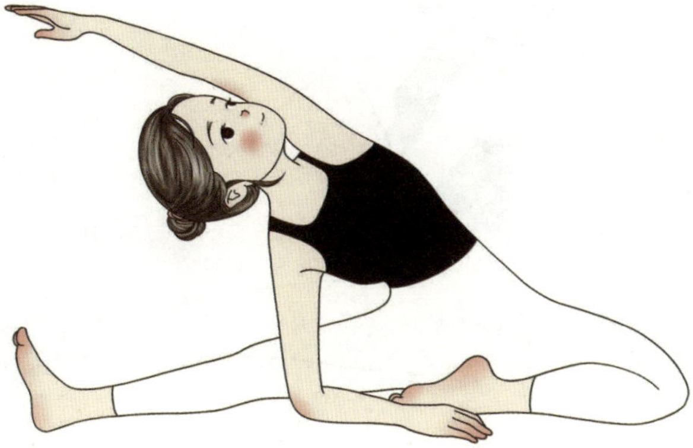

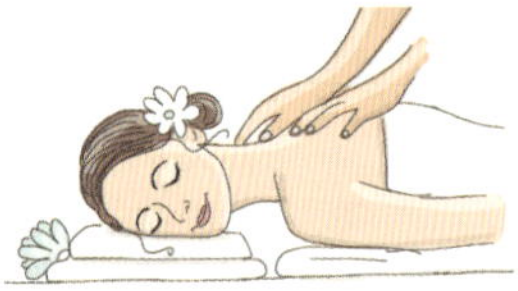

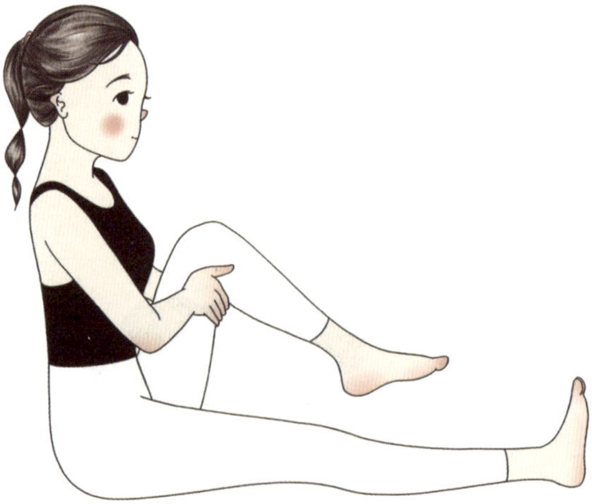

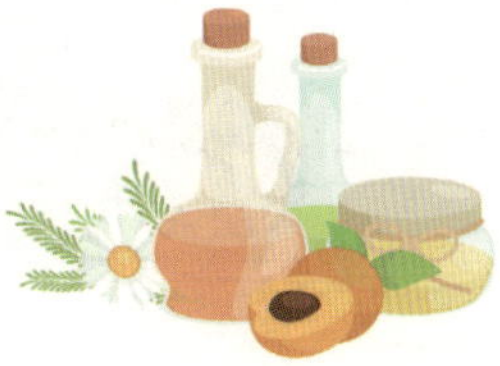

chapter 04

精准拉伸，赶走小毛病

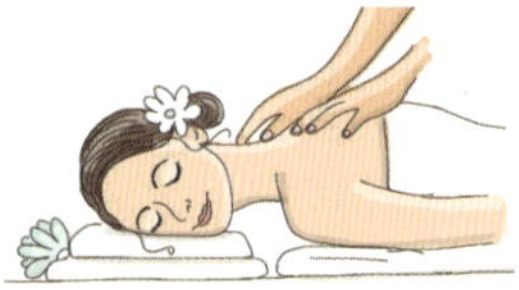

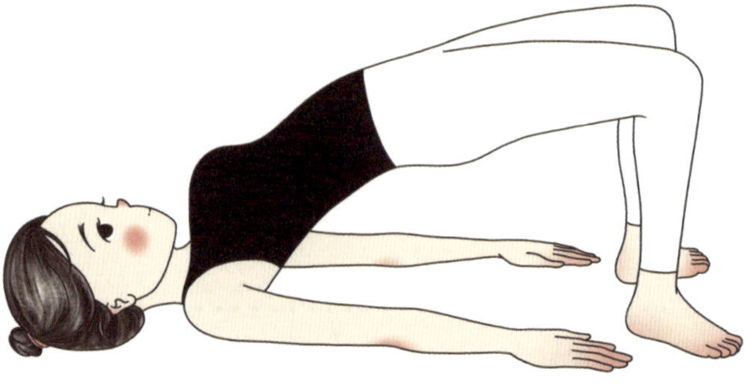

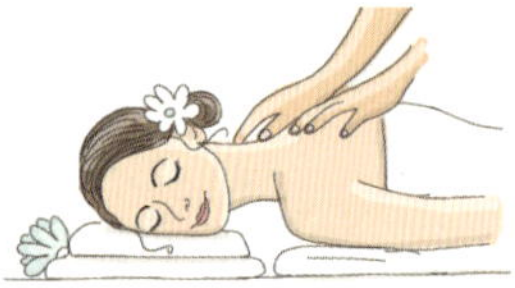

chapter 05

日常拉伸，放松身体

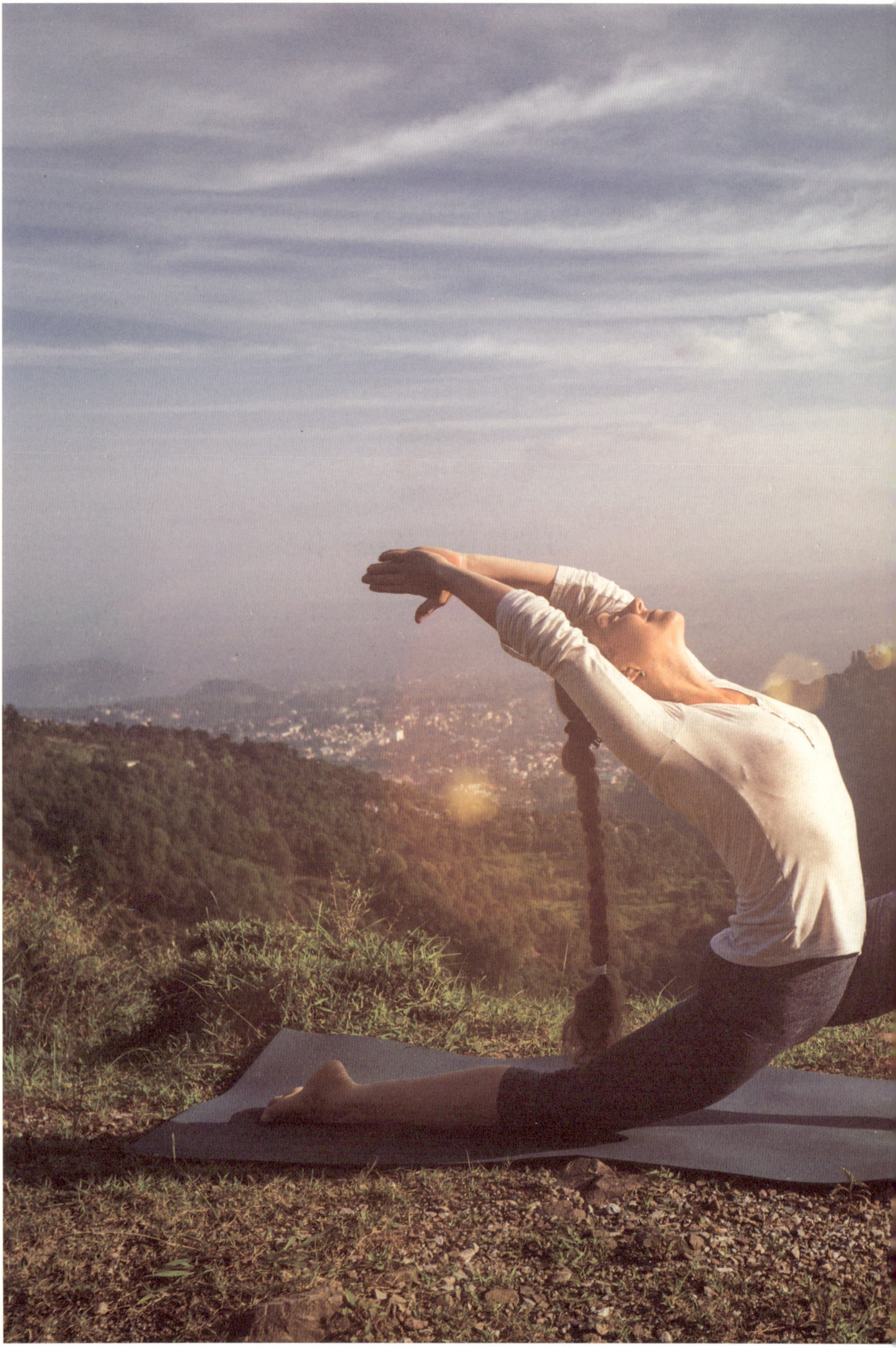

chapter 01

初级瑜伽必修课

很多人会觉得自己的身体逐渐变得僵硬是因为年龄增长，其实运动量减少才是身体僵硬、肌肉柔韧性降低的主要原因。我们的身体需要有规律性的拉伸运动来刺激肌肉收缩和伸展，使身体更加柔软。本章节主要介绍了人体的肌肉和骨骼图，以及拉伸的基础知识。

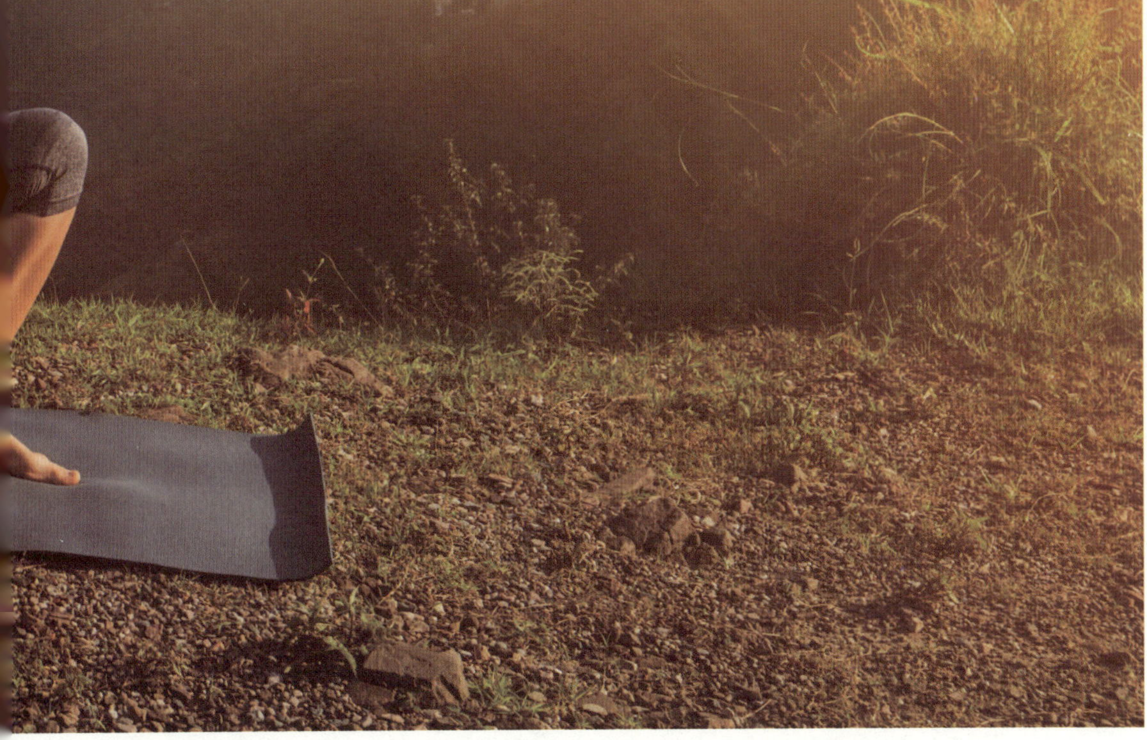

一、人体的肌肉和骨骼图

人体全身肌肉约有639块，由60亿条左右的肌纤维组成，最短的仅有1毫米左右，最长的肌纤维可达60厘米。大块肌肉约有2千克重，小块肌肉仅有几克。一般人体肌肉占体重的35%～45%。

肌肉按结构和功能分为平滑肌、心肌和骨骼肌三种，按形态分为长肌、短肌、扁肌和轮匝肌。平滑肌（内脏和血管）和心肌（心壁）被称为不随意肌，不随人的意志而收缩，且收缩缓慢、持久，不易疲劳。骨骼肌被称为随意肌，可随人的意志收缩，分布于头、颈、躯干和四肢，通常附着于骨，收缩迅速、有力，容易疲劳，骨骼肌在显微镜下观察呈横纹状，又称横纹肌。

人体骨骼肌共有600余块，分布广，约占体重的40%，每块骨骼肌都可以看作一个器官。无论大小均具有一定的形态、结构、位置和辅助装置，分布有丰富的血管和淋巴管，受一定的神经支配。骨骼肌主要用于实现关节间活动，是运动系统的动力部分，分为白、红肌纤维。白肌依靠快速化学反应迅速收缩或者拉伸，红肌则依靠持续供氧运动。

头肌可分为面肌（表情肌）和咀嚼肌。躯干肌可分为背肌、胸肌、腹肌和膈肌。下肢肌按所在部位分为髋肌、大腿肌、小腿肌和足肌。上肢肌按所在部位分为肩肌、臂肌、前臂肌、手肌、颈肌。

人体肌肉系统看起来就像拉伸的橡皮筋，肌肉的弹性越大，活动就越顺畅。缺少运动的肌肉会紧绷、缩短，容易疲劳，久而久之会引发身体疼痛。身体局部运动时，影响的局部血液也会加快，同时增加氧气、肌肉所需的营养素。经常运动的肌肉会更加柔韧，循序渐进的肌肉抗阻运动还会刺激肌肉生长，让我们的身体日益强壮，为下一次运动做好准备。

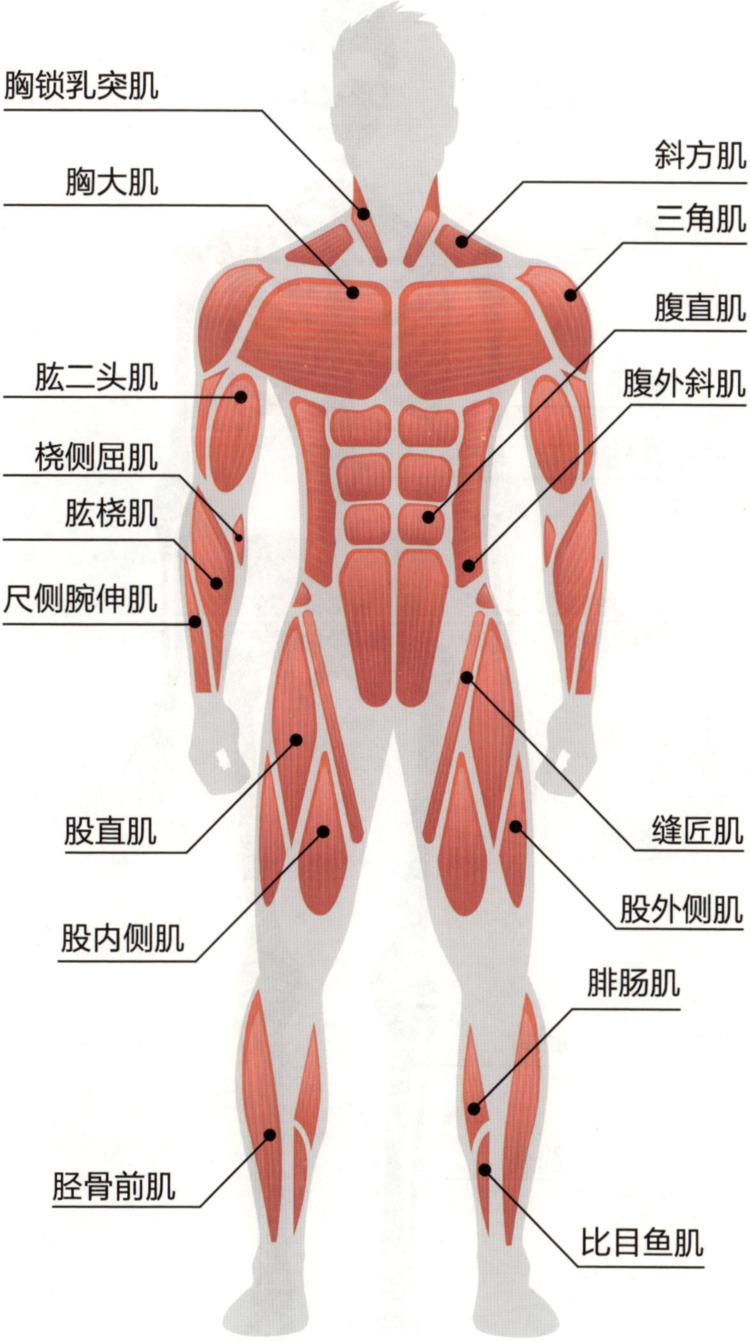
胸锁乳突肌
斜方肌
胸大肌
三角肌
腹直肌
肱二头肌
腹外斜肌
桡侧屈肌
肱桡肌
尺侧腕伸肌
股直肌
缝匠肌
股外侧肌
股内侧肌
腓肠肌
胫骨前肌
比目鱼肌

人体肌肉分布图

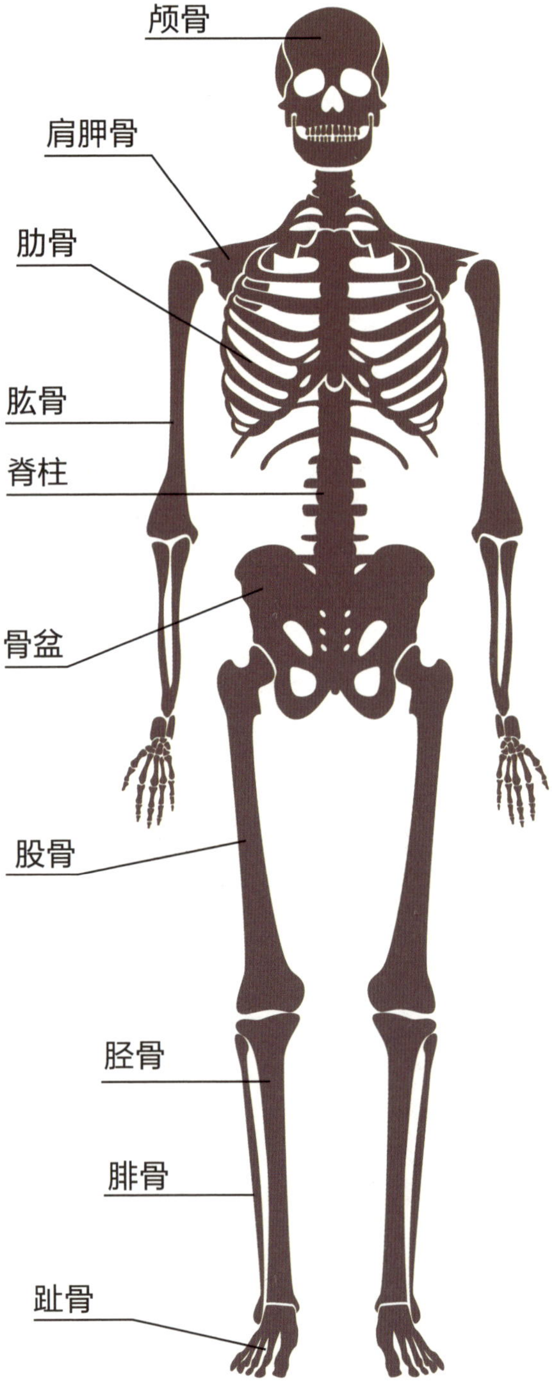

人体骨骼图（一）

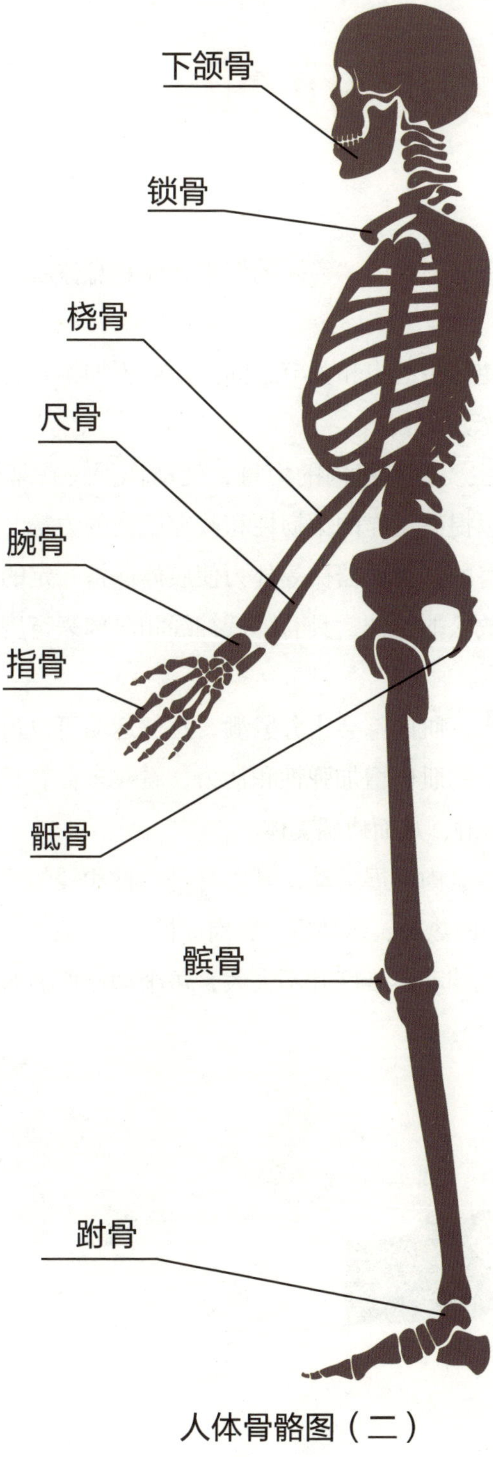

人体骨骼图（二）

二、什么是拉伸

拉伸部位，并非我们俗称的“筋”的韧带，而是身体肌肉本身，以及肌肉周围的筋膜和肌腱。

拉伸运动，能够使韧带肌肉和关节之间的配合更加柔和，减少受伤的概率，分为主动拉伸和被动拉伸。

主动拉伸，是指主要依靠肌肉的力量，使动作保持在某一个特定的位置，不依靠外力就可以提高动作的柔韧性和收缩肌肉的力量。被动拉伸则与之相反，是指利用自身的体重或器械等外力使肢体保持一定的伸展位置。被动拉伸是一种缓慢、放松的拉伸，具有降低神经和肌肉兴奋度的作用，非常适用于运动后放松身体。

长期缺乏运动的人，肌肉都会十分紧绷，拉伸运动可以帮助缩短的肌肉恢复原本长度，为我们的肌肉增加弹性和活力，看起来会有长高的效果。另外，还可以帮助消除水肿，从而瘦腿美体。

拉伸运动其实就是肌肉伸展运动，其本身是一种和缓的运动健身方式，还可以作为剧烈运动前的热身、运动后的肌肉放松。

一般而言，很多拉伸动作难度并不太大，每个动作所需时间也不长，很适合工作忙碌的人群。

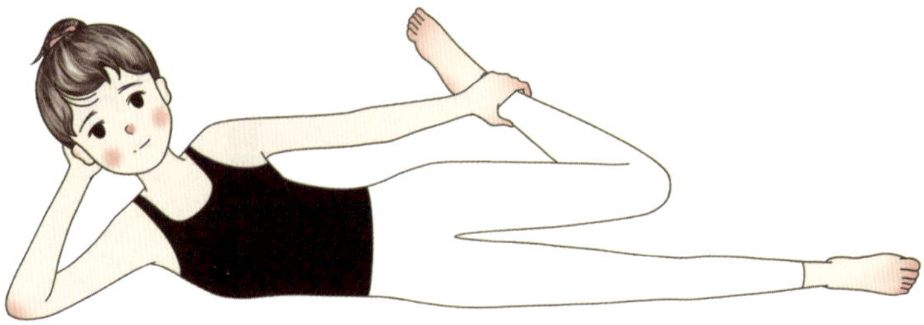

三、为什么需要拉伸

拉伸作为体能运动训练的一个重要部分，通过一定的热身拉伸方法可以改善和促进运动员的柔韧素质，充分发挥竞技潜力，还有助于神经肌肉组织的快速激活和恢复。

除了激烈的运动竞技项目，我们日常运动后也会产生肌肉酸痛。这种酸痛是由于肌肉组织的细微破裂（肌纤维内的微小组织破裂），血液中的乳酸等废物堆积导致的后果。运动后的拉伸运动可延展肌纤维，促进血液循环，排除废物，从而减轻肌肉酸痛。

除了运动，我们日常做拉伸锻炼，可以调节身体状态，舒展肌肉韧带，美化肌肉线条，排遣焦虑，放松精神。

长期、充分地拉伸身体，还可以疏通人体经络，预防和缓解身体局部疼痛或劳损，如头部疼痛、颈肩疼痛、腰背疼痛、臂痛、腿痛、脚痛等。

做一些身体精准拉伸动作，还可以改善失眠、心悸疲劳、胸闷、胀气、畏寒、便秘、下肢水肿等身体亚健康的现象。同时，也能消减局部脂肪，改善含胸驼背的不良坐姿、站姿等，具有减肥塑体的效果。

通过学习和进行拉伸动作训练，可以增强身体的免疫力，促进基础代谢，消除水肿，使身体机能更好，让肌肉保持活力，提高身体的柔韧性，减少因肌肉得不到锻炼而产生的疼痛。

四、拉伸适合什么人群

拉伸运动强度小，适合的人群广泛，是一项有益的舒缓肌肉的运动，不同的人群有不同的拉伸方法，但也有一些人群不适宜做拉伸运动。

1. 青中年人群

该人群主要为青中年的上班族，适合大部分的拉伸运动。现代上班族很多属于久坐久站族，长期熬夜、加班，而现代生活中的手机低头族、游戏宅族，常常没时间进行运动锻炼。

这类人群可以找到“最适合的时间”进行拉伸锻炼。比如办公间隙进行坐位拉伸，起床时、睡觉前、看电视时都可以来一个“10分钟的简易拉伸”。

拉伸不会对肌肉造成损伤，对颈肩痛、腰背痛、鼠标手等职业病均有不错的治疗效果，因此这部分人群应养成每天拉伸的习惯。

2. 老年人群

该人群随着年龄增长，身体逐渐失去活力，变得僵硬，柔韧性和灵活性都下降，肌肉也慢慢失去了弹性。老年人群通过适当的拉伸锻炼，能提高身体的灵活性和柔韧度，从而预防或缓解由于年龄增长导致的一些身体疼痛。

此类人群有比较多的空闲时间，所以应注重运动锻炼。但应避免做劈叉等高难度、高柔韧性的拉伸动作，不要强行练习，根据自身身体的承受能力，有选择地、有规律地进行静态拉伸锻炼，养成每天拉伸的习惯，可以进行一整套的拉伸锻炼。

3. 青少年人群

青少年人群的身体柔韧性是很好的，而且精力旺盛，处于生长期。有些简易拉伸可以锻炼身体的平衡性、专注力、耐力，以及促进生长发育，可以在家长的辅助下进行一些简易拉伸锻炼，有利于形成积极健康的心态。

4. 妊娠或产后人群

许多女性在妊娠期会出现腰部疼痛，可做一些放松、简单的拉伸活动，能够缓解骨盆疼痛，产后12周后可以进行一些骨盆收紧拉伸训练。如果孕期或产后不确定该如何拉伸锻炼，请咨询专业人士。

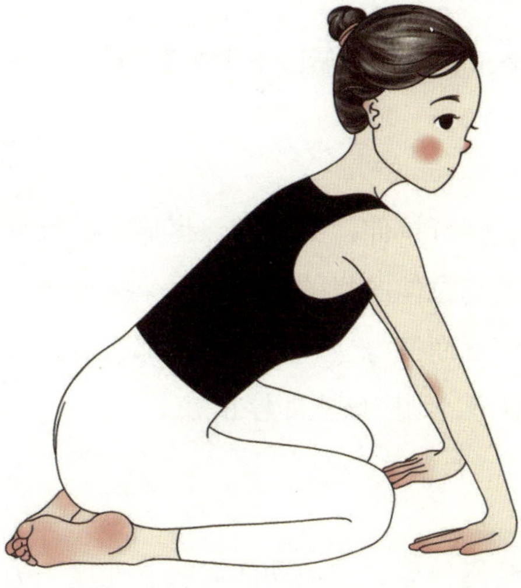

五、拉伸时需要注意什么

拉伸运动应姿势正确，使用错误的方法拉伸会因小失大，不仅无法保健身体，还会有造成肌肉损伤的风险。

一般而言，只做一个动作达不到理想的拉伸效果，反而会造成关节过度活动。而且拉伸一块肌肉时，至少需要完成一个与该肌肉活动时方向相反的动作。

1. 遵循的主要原则

为保证拉伸时的安全，我们应遵循以下主要原则：

※ 避免疼痛

拉伸时要量力而行。强行拉伸，身体剧烈疼痛，肌肉反而会启动自我防御机制，比如收缩，这就与拉伸的目的截然相反。拉伸时，应该体会到身体舒适，如果是轻微的酸痛反而使身体感到舒适，那么就在可承受的范围内，如果是剧烈的灼烧等疼痛感，则应该立即停止。

※ 缓慢拉伸

做拉伸动作时尽量缓慢伸展，避免动作太快、速度、力度太大，身体会逐渐适应拉伸的程度。反之，身体也会自动通过收缩来保护肌肉。

※ 拉伸正确的肌肉

为了保护自己的身体，不浪费宝贵时间，拉伸时尽量去参照正确的拉伸动作和姿势，如果朝错误的方向或姿势拉伸也会损伤身体肌肉。

2. 拉伸前后做一会儿热身

开始拉伸前可以做一会儿热身，比如原地小跑、转动一下身体、伸展一下四肢等，可以快速使身体增温，激活肌肉和肌腱，提高拉伸成效，减少肌肉损伤危险。拉伸运动后也可以做拉筋等动作，可以缓解肌肉疲劳。

3. 调整呼吸

拉伸时除了控制节奏和力度，还应调整呼吸，采用缓慢深沉的呼吸。拉伸时不要屏息，否则会进入负氧状态，导致拉伸动作不协调，增加受伤概率。

4. 选择舒适温暖的环境

大多数人的身体在宽松温暖的环境下会更加放松和舒适，如果环境过于寒冷，身体肌肉会处于收缩状态，拉伸效果不太理想。

5. 养成拉伸规律

尽量让拉伸成为日常生活中的一部分，养成适合自己的拉伸习惯。清晨的拉伸运动应避免过于剧烈，宜缓慢柔和，可以唤醒沉睡的肌肉，提神醒脑，让自己精神饱满地投入工作中。午间拉伸运动，可以缓解身体的疲劳，为肌肉注入活力，促进全身血液循环，更好地开展下午的工作。晚间或睡前的拉伸运动，仍以缓慢、伸展为主，放松全身肌肉，更好地进入睡眠状态。

6. 应尽量避免以下动作

※ 以站位姿势拉伸大腿内侧、后侧及前侧。

※ 以站位姿势拉伸髋部屈肌时，腿向后伸直。

※ 以站位姿势弓背拉伸肩胛骨间的肌肉，双手交叉于膝盖。

※ 以卧位姿势拉伸大腿前侧时，小腿与大腿接触。

※ 以坐位姿势拉伸臀肌。

六、拉伸的方法

拉伸的方法，可分为静态拉伸、动态拉伸、弹震拉伸、本体感受神经肌肉促进等方法，其中应用最广泛的是静态拉伸法。

1. 静态拉伸法

静态拉伸法，就是保持一个持续的拉伸姿势进行拉伸。可以不使用反作用力，慢慢活动扩展关节，伸展局部肌肉。

静态拉伸法能够有效提升身体的柔韧性，扩大关节可活动范围，改善肌肉疲劳状态，缓解身体不适或疼痛。对身体造成较大损伤的概率低，比较适合无运动经验或体力较弱的人，不太适用于运动前热身。

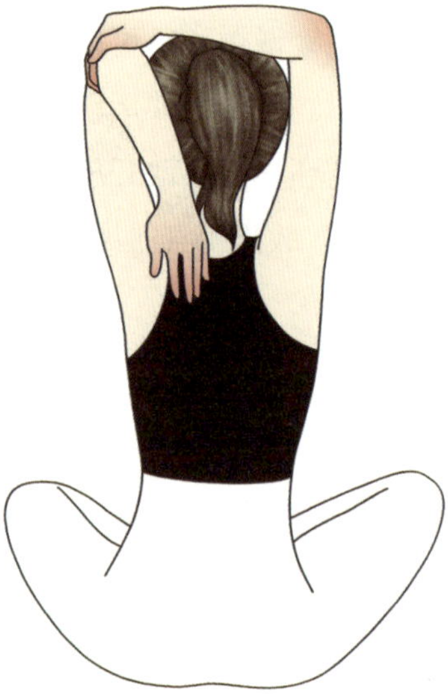

2. 动态拉伸法

动态拉伸法是一种功能性的拉伸。通过特定的动作大幅度活动关节，反复让肌肉伸长和缩短，兼具训练和热身的特性，可作为运动锻炼或者体育竞技热身活动的一部分。

动态拉伸特征一般是摇摆、跳跃或夸张的运动等，从缓慢到中等速度均有。其目的并非拉长肌肉，而是帮助激活身体肌肉，兴奋神经，促进工作肌肉的血液流动，调整身体状态，以便更好地参加运动或比赛。

3. 弹震拉伸法

弹震式拉伸，是一种需要利用反作用力的拉伸方法，应在专业人士指导下练习。可以迅速激活牵张反射，促进血液循环，使体温上升。该方法能够提升运动表现，可作为运动员训练前或比赛前的热身运动。但由于反作用力可能会加重肌肉、肌腱的负荷，从而引发损伤，不推荐普通人尝试。

4. 本体感受神经肌肉促进法

又称收缩一放松式拉伸方法，是神经肌肉系统的康复项目之一，对于拉伸顽固肌肉或放松紧绷肌肉效果尤佳。专门用于缓解因肌肉紧张、肌肉活动增加所造成的负面影响。

该拉伸方法要求在动作结束时继续保持肌肉收缩的姿势。保持肌肉的收缩状态几秒钟后，肌肉被放松，然后又被拉伸一点。根据需要会重复收缩—放松步骤，肌肉拉伸效果惊人，需要在专业人士指导下完成。

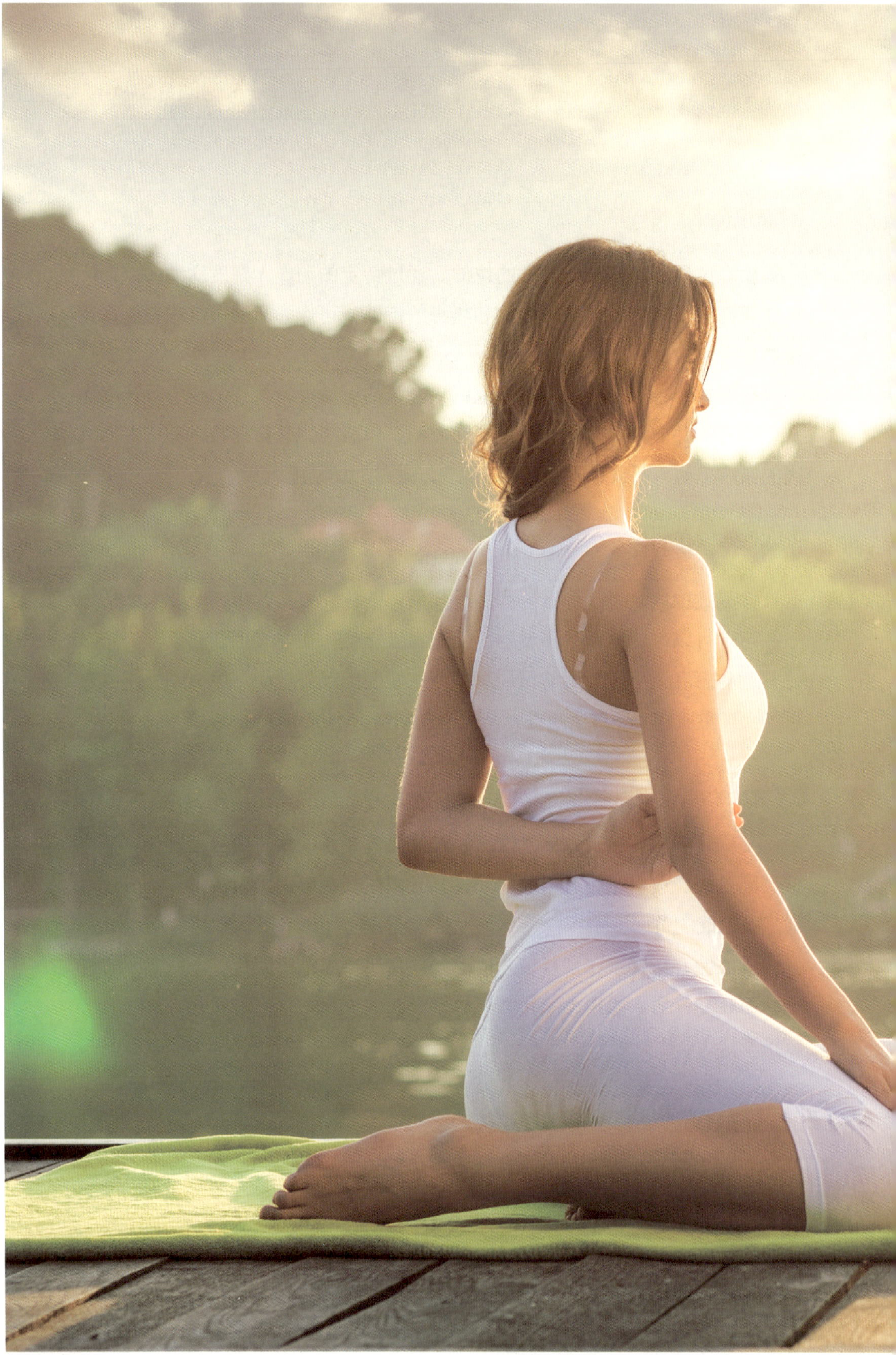

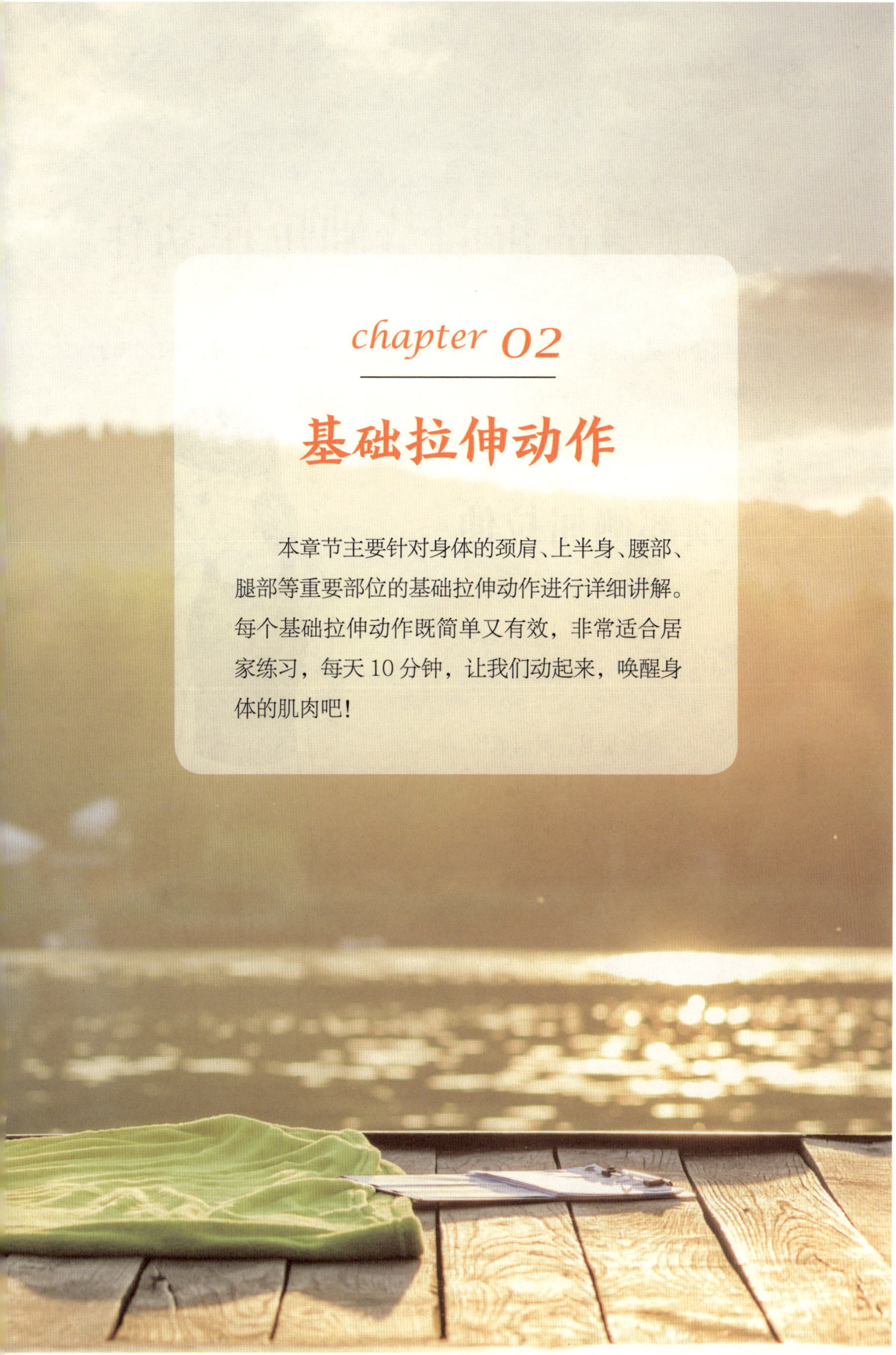

chapter 02

基础拉伸动作

本章节主要针对身体的颈肩、上半身、腰部、腿部等重要部位的基础拉伸动作进行详细讲解。每个基础拉伸动作既简单又有效，非常适合居家练习，每天 10 分钟，让我们动起来，唤醒身体的肌肉吧！

一、颈肩部位的基础拉伸动作

颈肩部位的基础拉伸动作，可促进颈肩部位血液流动，增强颈肩部周围肌肉的柔韧性。

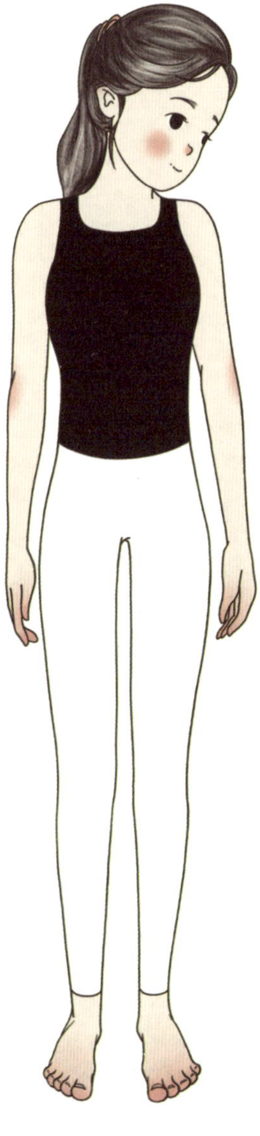

颈部侧屈拉伸

动作指南：

1 自然站立，腰背挺直，双肩放松，两臂自然垂放于身体两侧。将头颈部缓慢地朝向左侧拉伸，保持20 ~ 30 秒。

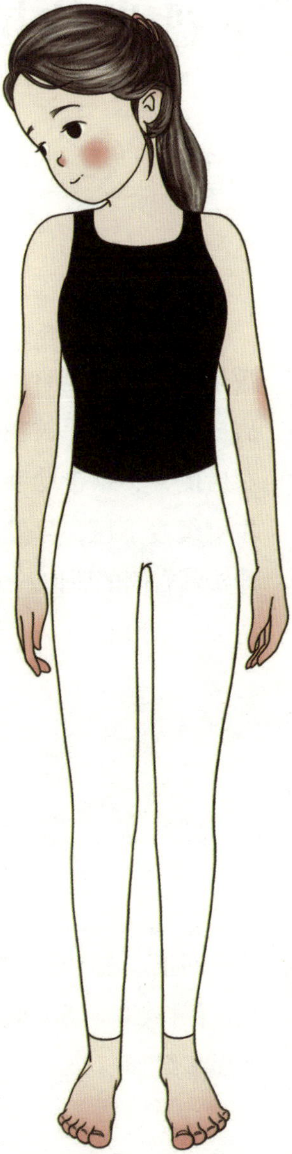

2 头颈回正，再朝向右侧拉伸，保持 20 ~ 30 秒。

3 左右两侧拉伸为一组动作，每组练习 5 ~ 8 次 ，每天早晚或颈部不适时可做多组练习。

TIPS

颈肩部拉伸时，双肩要始终保持一条直线，避免一高一低，不要含胸驼背。

盘坐位拉伸

动作指南：

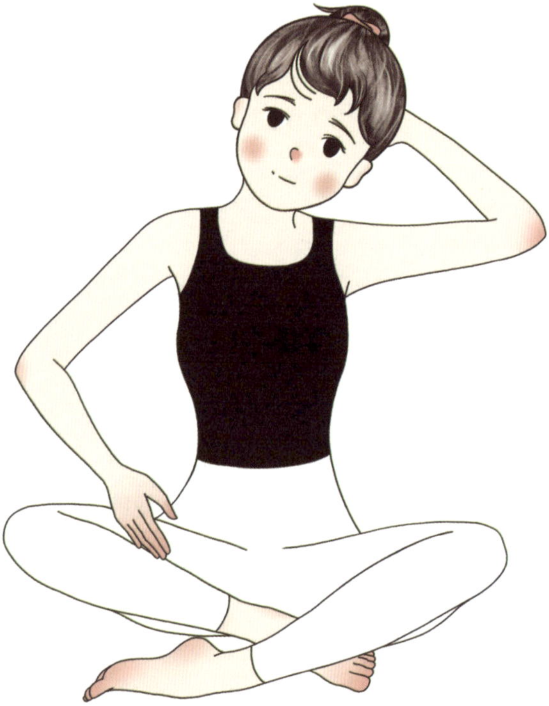

1 盘坐位，腰背挺直，双肩放松。将左手放在头右后侧，头颈带动手向左侧缓慢下压，尽量拉伸头颈右侧的肌肉。保持 20 ~ 30 秒。

2 头颈回正，左手还原放在膝盖上，换右侧以相同步骤拉伸左侧头颈的肌肉。保持 20 ~ 30 秒。左右两侧拉伸为一组，每组练习 3 ~ 5 次，每天可做多组。

TIPS

腰背脊柱挺直，屈肘的手臂保持与肩同高，头颈部转动要缓慢。

助力颈部拉伸

动作指南：

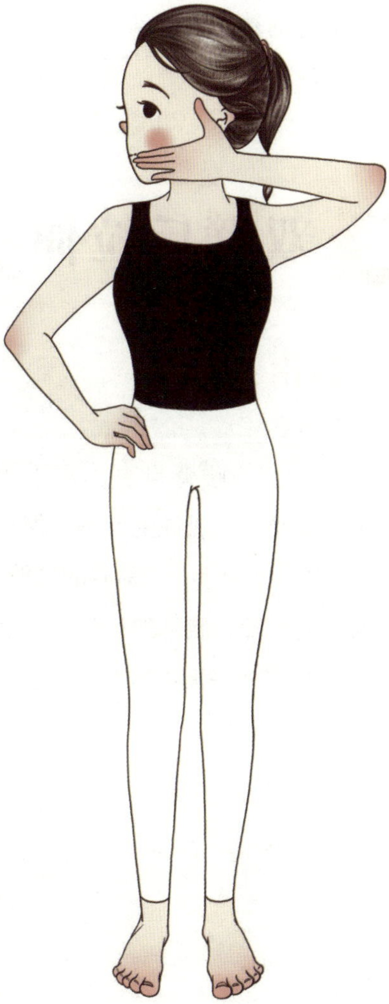

1 站立或坐位，右手叉腰，左臂屈肘与肩同高，头颈部缓慢向右后侧转动，左手掌放在左脸颊处，感到左颈部肌肉拉伸收紧时停止。

2 头颈回正，手臂还原，换另一侧练习。左右两侧拉伸为一组，每组练习 3 ~ 5 次，每天可做多组。

TIPS

挺直腰背，屈肘手臂与肩同高，缓慢转动头颈。

二、上半身的基础拉伸动作

上半身的基础拉伸动作，可以活动和放松肩颈部、手臂、腰部等，非常适合上班族。

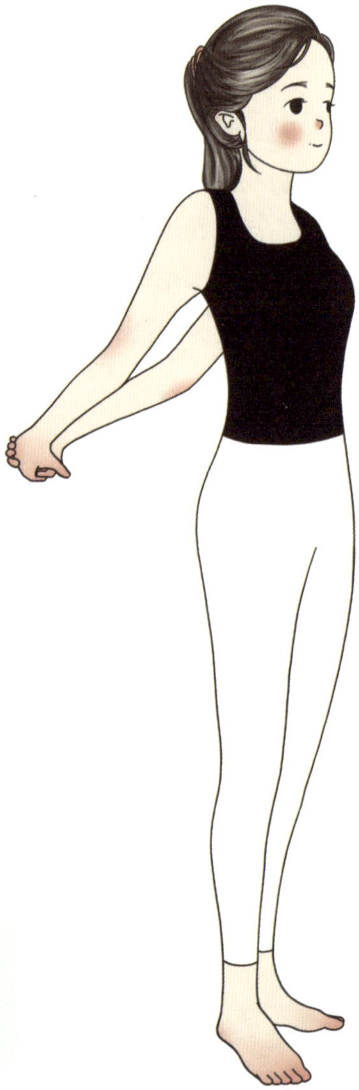

双臂后拉伸

动作指南：

自然站立，腰背挺直，双手于背后十指交叉，尽量往上伸举，保持 20 ~ 30 秒。体会手臂、颈肩的拉伸，后背肌肉的收紧，胸部的扩张，每组练习 3 ~ 5 次，每天可做多组。

TIPS

不要低头，目视前方，
双臂尽量向上、向后延伸。

侧腰弯曲拉伸

动作指南：

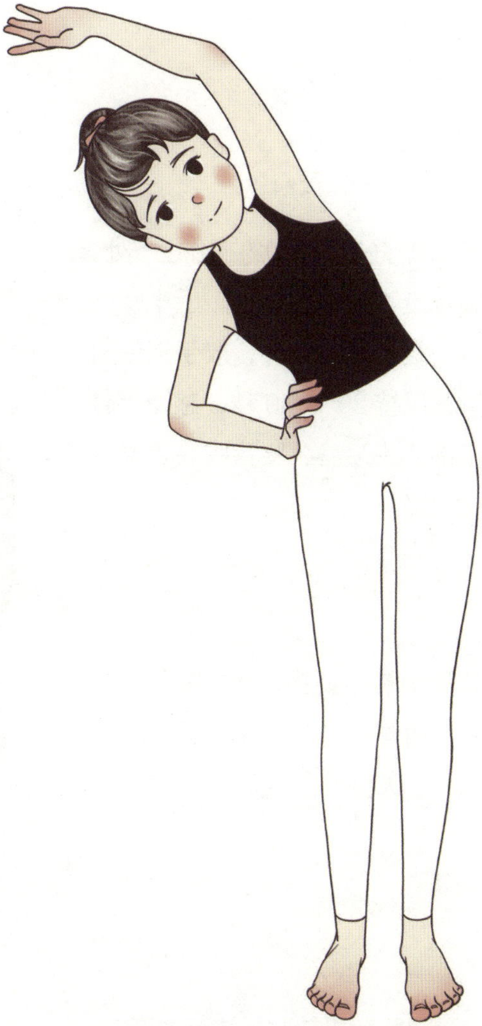

1 自然站立，双腿分开与肩同宽。右手叉腰，左臂抬起举过头顶，带动上半身缓慢向右侧弯曲，感受腰部右侧肌肉的拉伸，保持 20 ~ 30 秒。

2 身体还原至初始姿势，换另一侧练习。左右两侧拉伸为一组，一组 4 ~ 6 次，每天可做多组。

TIPS

头颈肩背等整个上半身在弯曲时尽量在一个平面上，避免前后倾斜。

上半身扭转拉伸

动作指南：

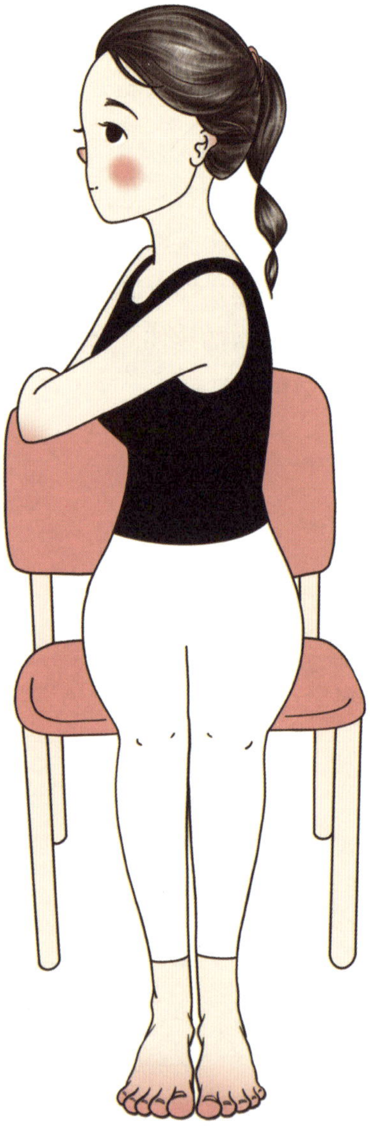

1 坐在椅子（有靠背）的三分之一处，腰背挺直，肩部放松。上半身向右侧缓慢扭转拉伸，双手抓住椅背，保持 20 ~ 30 秒，感受手臂上部、头颈肩、腰背胸等上半身的伸展。

2 还原至初始姿势，换左侧练习。左右两侧拉伸为一组，每组 2 ~ 3 次，每天可做多组。

TIPS

腰背扭转时，注意力度和幅度，身体动作幅度不要太快或太大。

三、腰部的基础拉伸动作

腰部的基础拉伸动作，可以活动腰髋部，缓解腰部肌肉僵硬、酸痛。

腰后仰拉伸

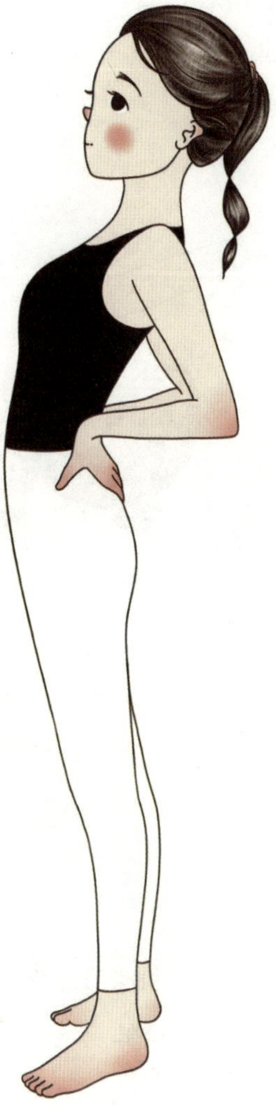

动作指南：

自然站立，双腿分开与肩同宽。双手放在后腰髋部处，两手掌施力向前推，上身稍向后仰，感受腰髋部的伸展，保持 20 ~ 30 秒。每组 5 ~ 10 次，每天可做多组。

TIPS

颈部放松，双腿伸直，眼睛看向上方。

腰臂侧屈拉伸

动作指南：

自然坐姿，腰背挺直，左膝弯曲，左脚脚跟靠近会阴处，右腿向右侧伸直。左臂伸直抬起，右臂屈肘放在左脚和右大腿内侧处，左臂带动上半身向右侧缓慢弯曲，保持 20 ~ 30 秒。左右两侧拉伸为一组，每组练习 5 ~ 10 次，每天可做多组。

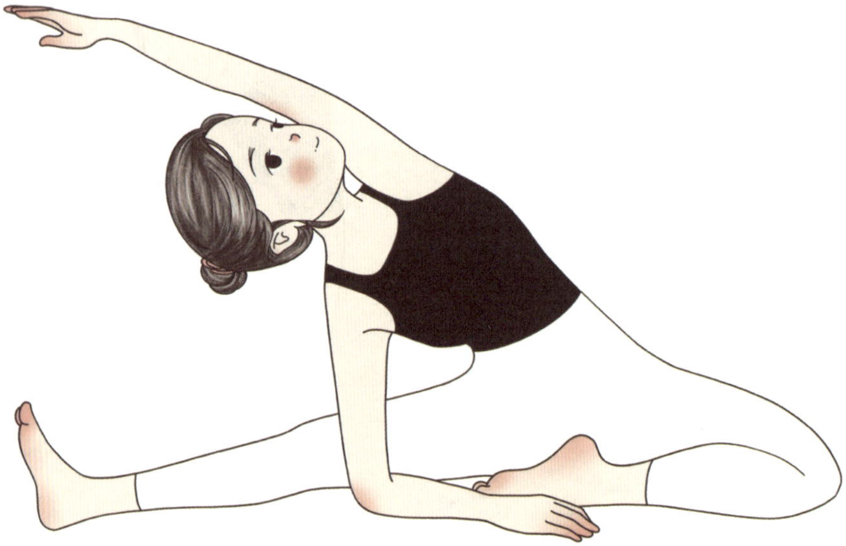

TIPS

弯曲速度不宜过快，手臂与上半身保持平行，感受腰部肌肉的拉伸。

俯卧抬起拉伸

动作指南：

俯卧位，双腿伸直，屈肘贴地，以两小臂力量支撑抬起上半身，重心放在腰部，保持 20 ~ 30 秒。每组练习 3 ~ 5 次，每天可做多组。

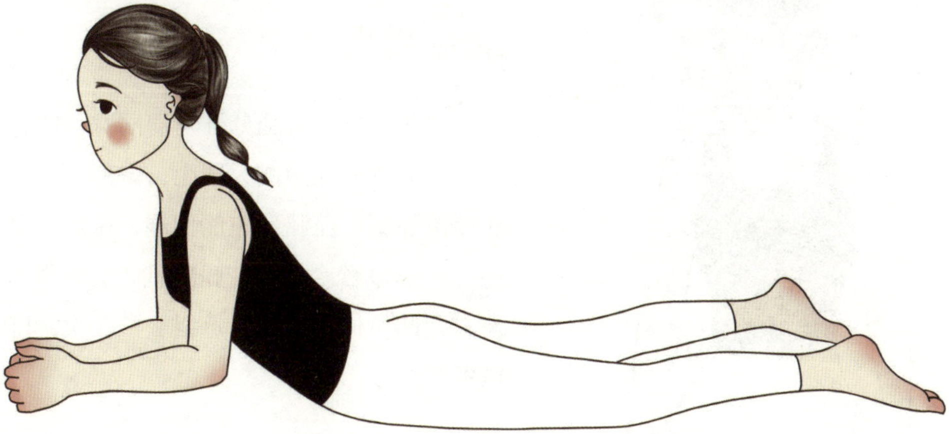

TIPS

两小臂要贴地支撑，目视斜上方。

四、腿部基础拉伸动作

腿部基础拉伸动作，可以拓展腿部关节灵活度，激活肌肉，增加血管张力，有效预防静脉血栓、小腿痉挛等疾病。

站位伸腿拉伸

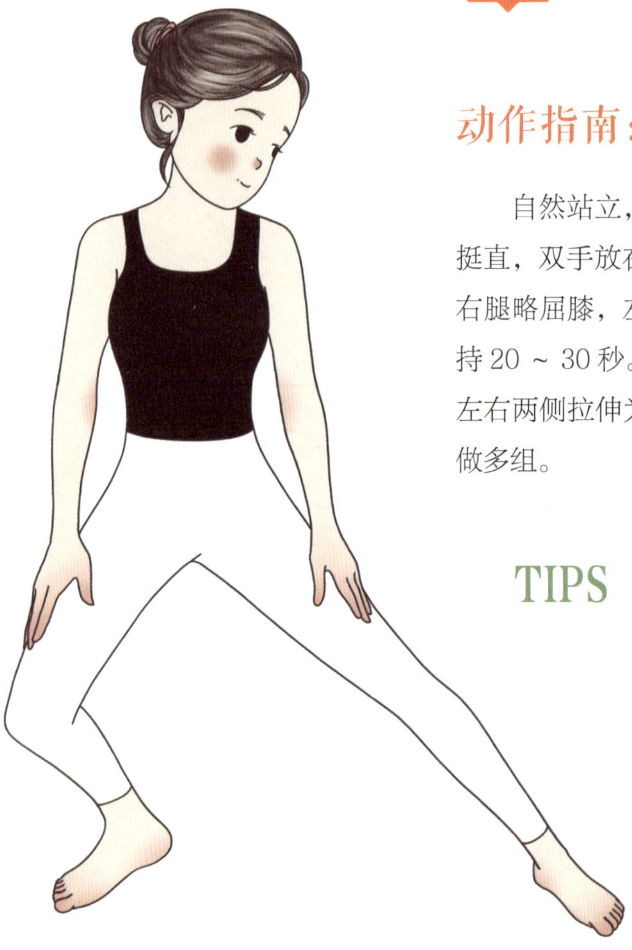

动作指南：

自然站立，双腿分开与肩同宽，腰背挺直，双手放在两侧大腿上，臀部下沉，右腿略屈膝，左腿向左侧伸展、拉伸，保持 20 ～ 30 秒。感受左腿部肌肉的收紧。左右两侧拉伸为一组，每组 2 ～ 3 次，可做多组。

TIPS

练习时注意保持身体平衡，身体重心不变，腰背挺直。

跪姿压腿拉伸

动作指南：

1 跪姿位，双腿并拢，脚背朝下，臀部端坐在双脚脚后跟上，双手自然放在大腿上，保持腰背挺直，平视前方，保持 30 ~ 50 秒。

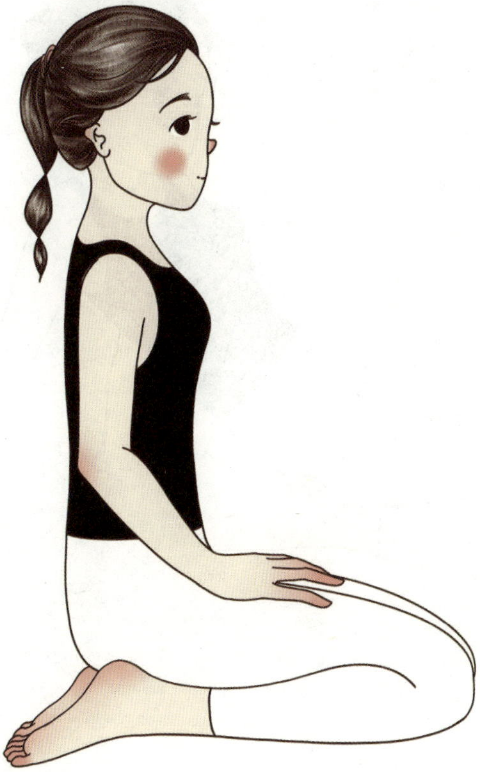

2 跪姿位，手臂向后伸展，手心贴地，指尖朝外，上半身缓慢后仰，保持10 ~20 秒，身体重心转移至两臂和脚部，感受两大腿的肌肉拉伸。两个动作为一组，每组练习3 ~5 次，每天可做多组。

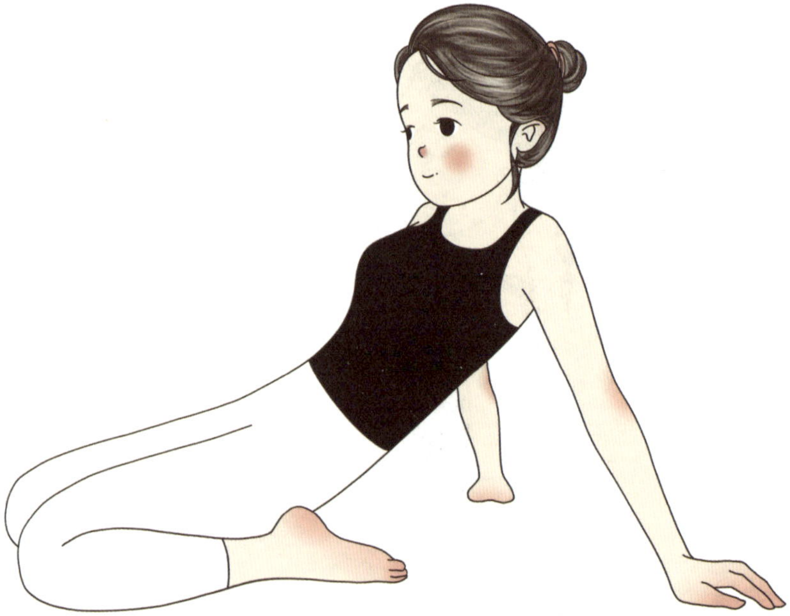

俯卧“飞燕”拉伸

动作指南：

1 俯卧位，下巴触地或朝向一侧，双臂贴地置于身体两侧，掌心朝下，双腿伸直并拢。

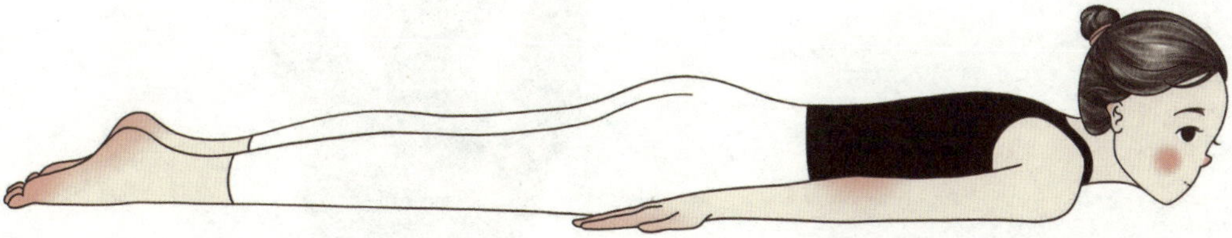

2 以腹部作为支撑，上半身抬起尽量后仰，同时双臂后摆伸直，双腿向上提，保持 5 ~ 10 秒。每组练习 2 ~ 3 次，可做多组。

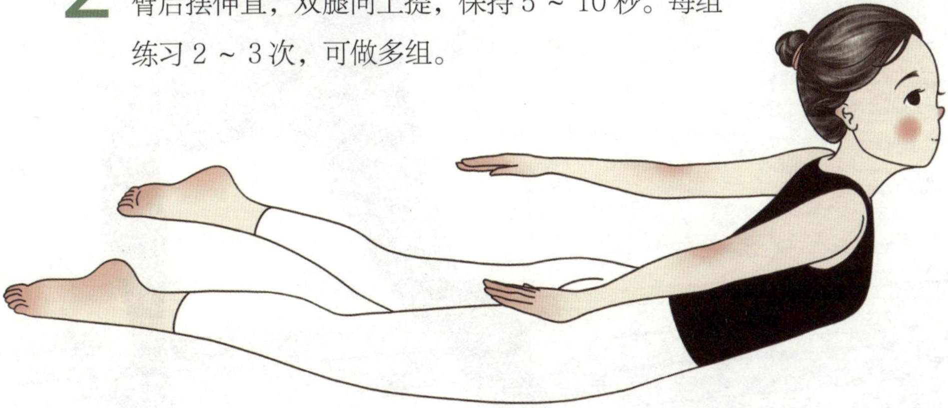

TIPS

上半身和腿部抬离地面的高度不宜过高，以感觉舒适为度。

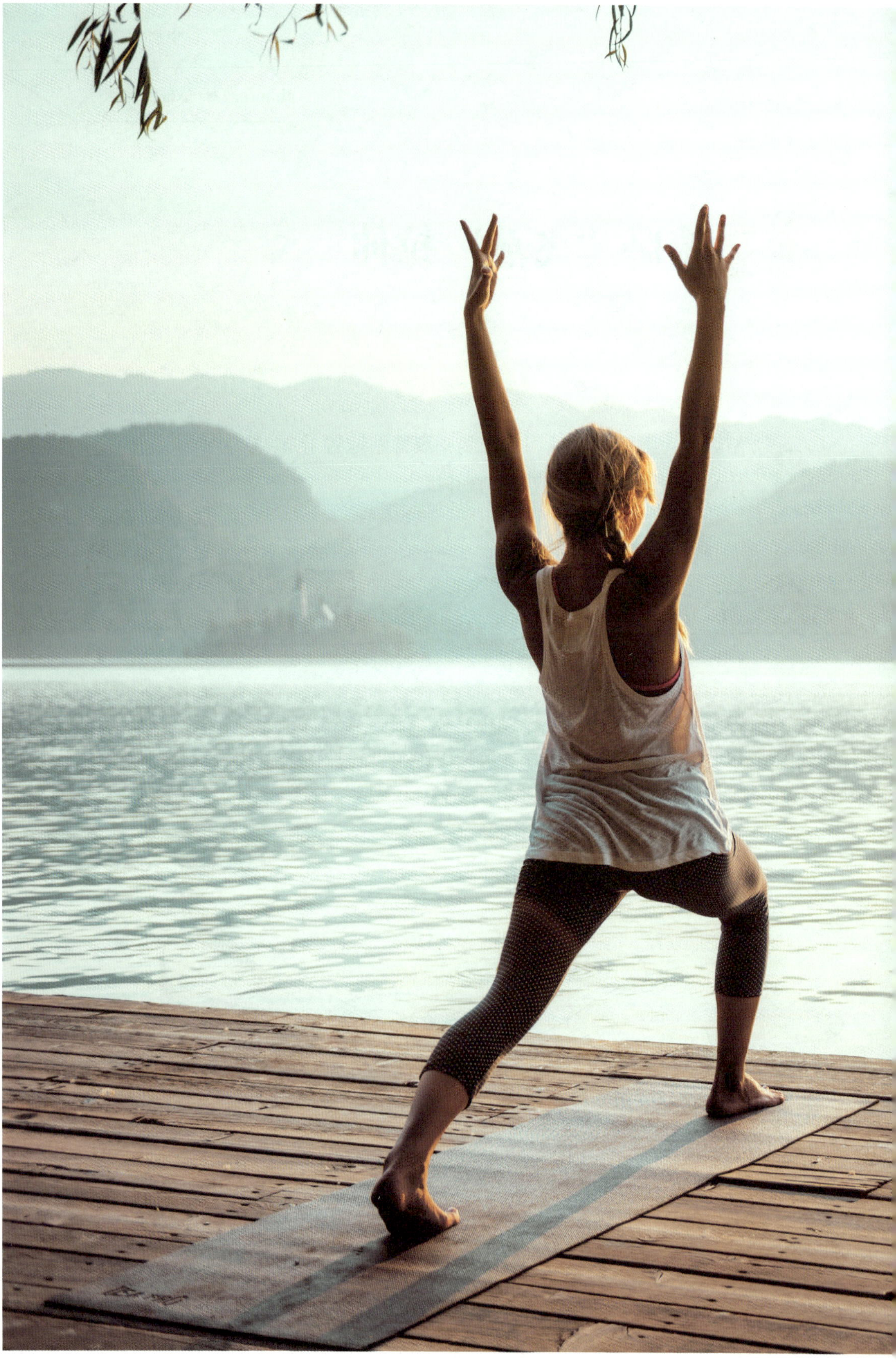

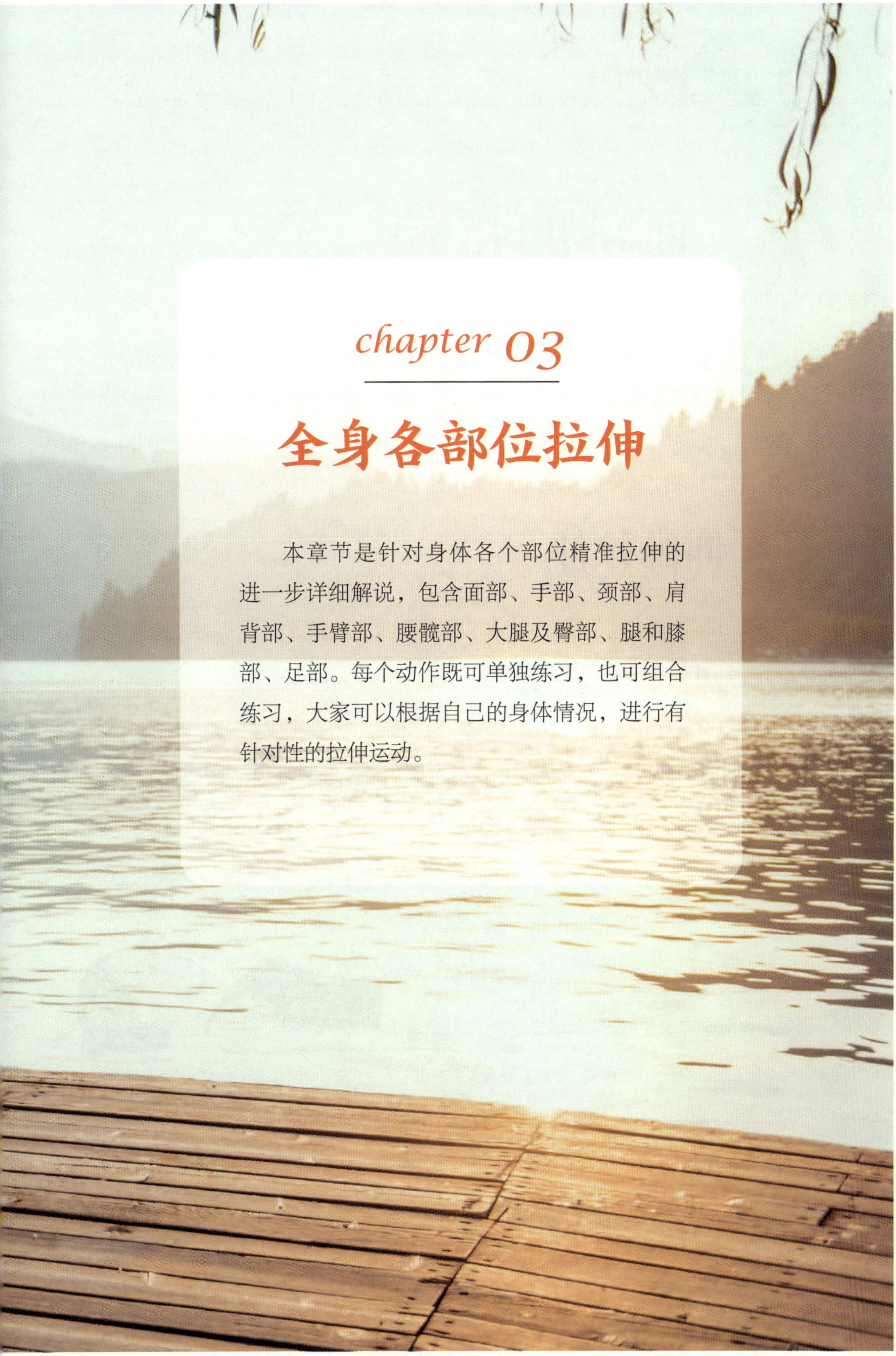

chapter 03

全身各部位拉伸

本章节是针对身体各个部位精准拉伸的进一步详细解说，包含面部、手部、颈部、肩背部、手臂部、腰髋部、大腿及臀部、腿和膝部、足部。每个动作既可单独练习，也可组合练习，大家可以根据自己的身体情况，进行有针对性的拉伸运动。

一、面部的拉伸

面部的拉伸，能有效改善面部皮肤弹性，消除水肿，促进面部的血液循环，紧致面部皮肤。

仰卧拉伸

动作指南：

1 仰卧位，双腿伸直，脚尖绷直，双臂放在身体两侧，掌心朝下。

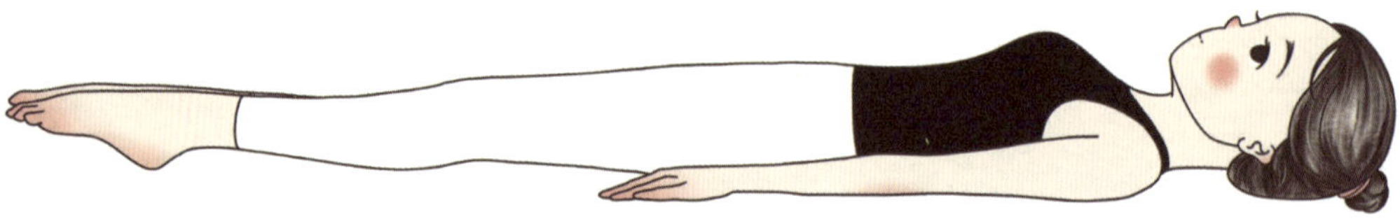

2 双臂略弯曲并以肘部贴地支撑，胸部、腰部向上抬起，同时头向后仰，直至头顶触地，下巴向外延伸，身体以头顶、手肘部、臀部为支撑。保持5～10秒。每组练习2～3次，可做多组。

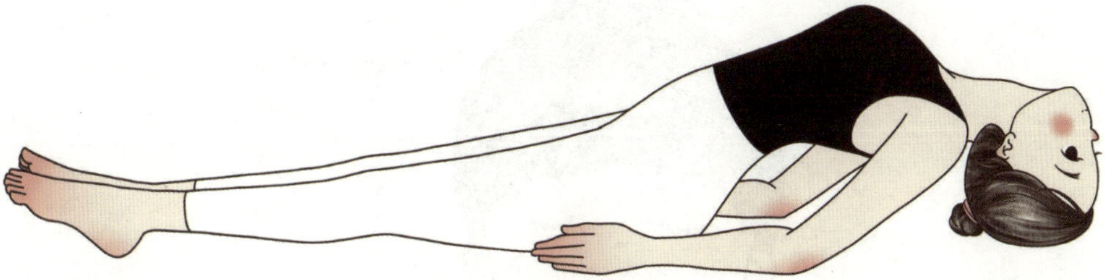

TIPS

拉伸过程中感受到颈部与下巴的肌肉收紧即可。

嘟嘴拉伸

动作指南：

向前嘟嘴，保持姿势10～20秒，然后放松再微笑。吸气，脸颊向内收，屏住呼吸约10秒，用嘴呼出脸颊内的空气。每组练习2～3次，每天可做多组。

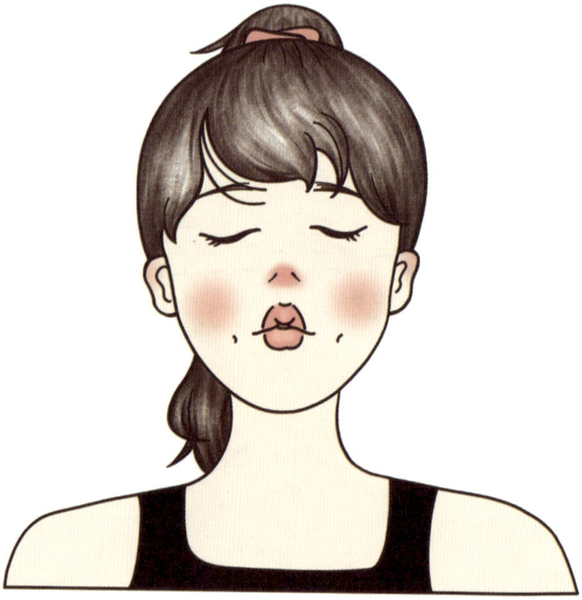

TIPS

嘟嘴或鱼嘴姿势可收紧脸颊、嘴唇和下巴以及颊肌。

海豚鱼脸

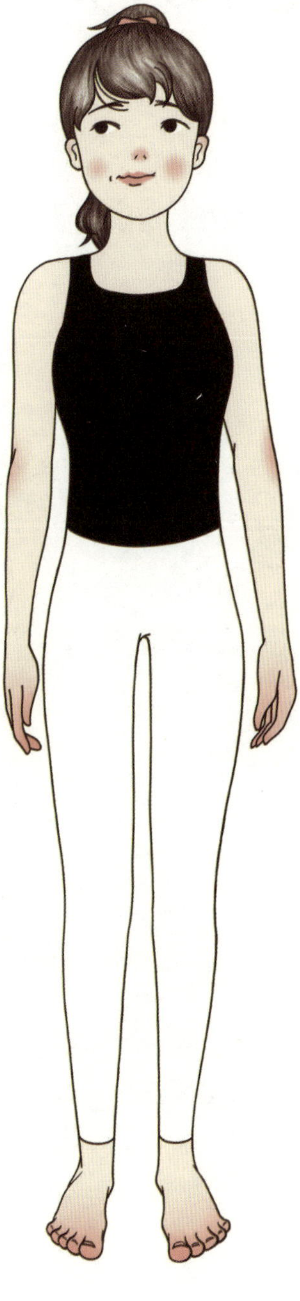

动作指南：

用尽可能多的空气填充脸颊的一侧，如果左脸颊充满空气，眼睛就向右看。左右脸颊配合眼睛反复左右转动。每组练习1分钟，可做多组。该面部拉伸动作可紧实面颊肌。

TIPS

转动时头不动，只有左右脸颊和眼睛动。

提拉眼皮

动作指南：

身体放松，两眼微闭，两手拇指、食指轻轻捏住上眼睑向上提拉。每组3～5次，

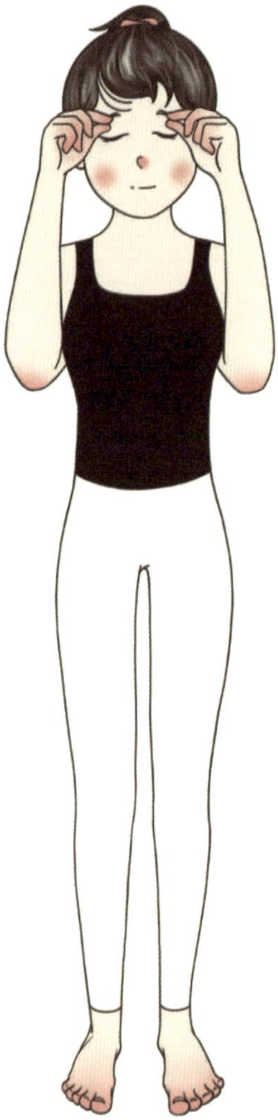

二、手部的拉伸

手部的拉伸，可以促进手指、手掌、手腕关节的灵活，缓解因长期使用手机或电脑而带来的僵硬疼痛感，可有效预防腱鞘炎、鼠标手、妈妈手等病症。

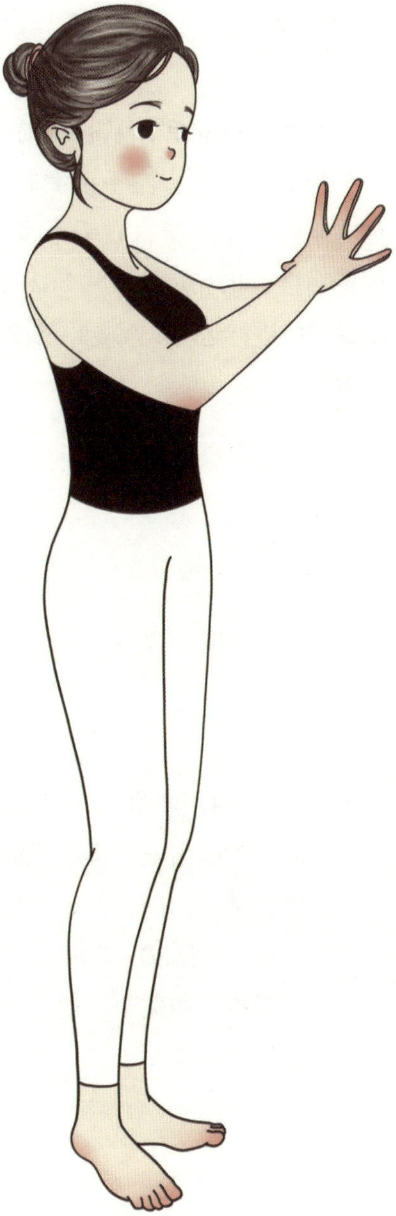

五指对抗拉伸

动作指南：

两臂与胸部齐高，五指张开相对，用力互压对抗，一松一压，力度不宜太大，可由小至大，以指根出现酸胀热麻为宜。每组练习5～8次。

立掌压指拉伸

动作指南：

右臂屈臂立掌，掌心朝前，五个手指尽量向上，左手手掌向后压住右手的四个手指，右手手掌则向前用力推，相互对抗30～50秒，两手掌交换进行运动。反复1～2次。

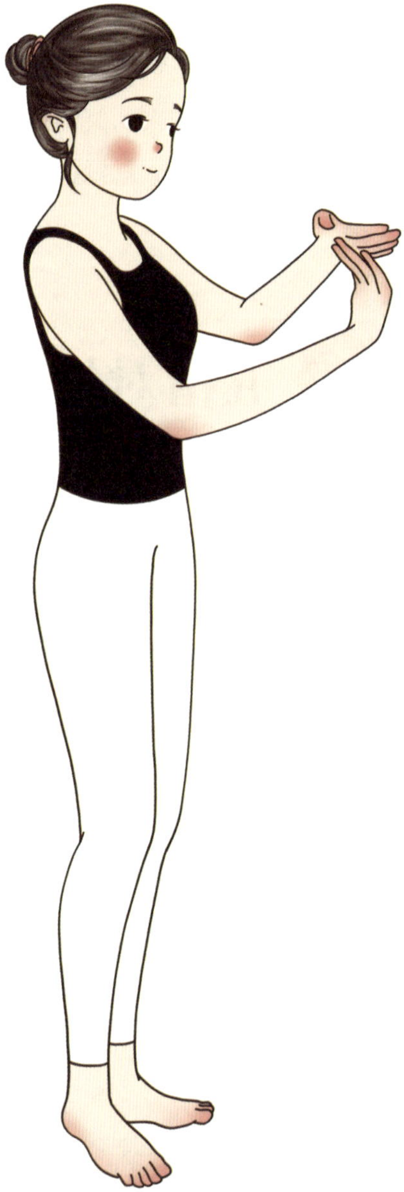

TIPS

此拉伸动作还可以用两手四指抵住桌沿或墙壁，掌心向前，两手掌向前推，保持30～50秒。感受手指、腕关节、前臂的拉伸和舒展。

手掌拉伸

动作指南：

双脚分开，与肩同宽，双掌于胸前合十，由上向下转动，向下时保持20~30秒。每组练习5~8次，可做多组。

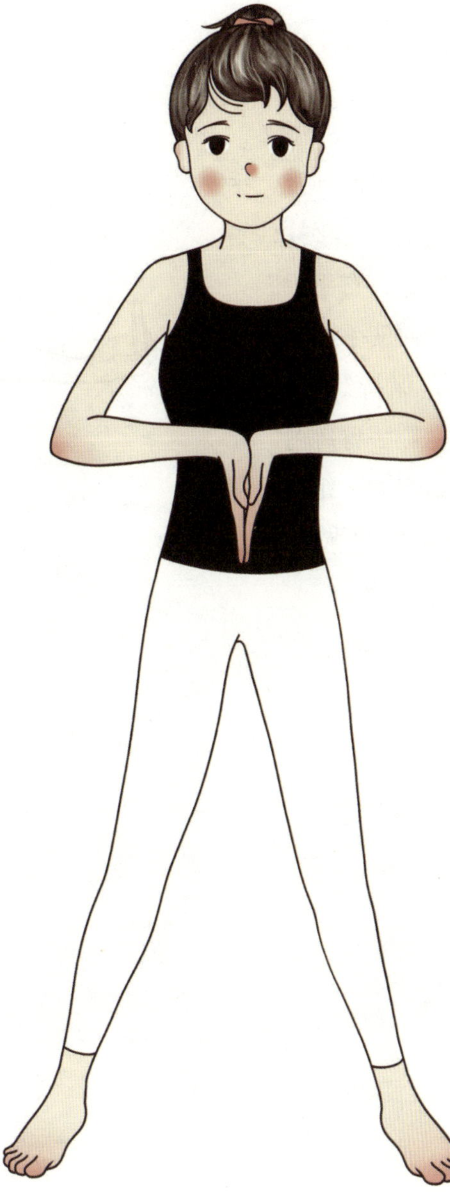

TIPS

可感受到手腕及小臂肌肉的拉伸。

手腕拉伸

动作指南：

坐位或站位，右手臂抬起伸直，手心朝上，左手扶住右臂肘处，右手手腕关节弯曲使手心朝向自己，保持10秒。换另一侧手臂练习。左右练习为一组，每组3~5次，可做多组。

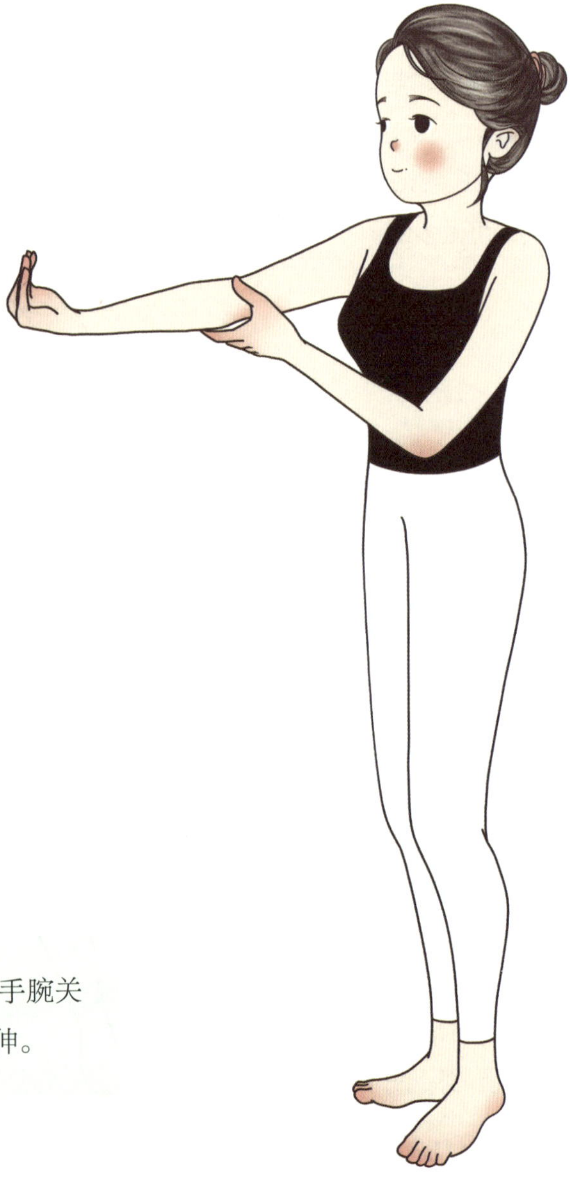

TIPS

过程中可感受手腕关节的活动和肌肉拉伸。

三、颈部的拉伸

拉伸颈部肌肉，可以加强颈部屈肌群训练，促进血液流畅，能有效缓解颈椎病、心脑血管病等。

颈部后仰拉伸

动作指南：

站位、跪位、坐位皆可，双肩放松，头颈部慢慢向后拉伸，保持10～20秒。每天可做多组。

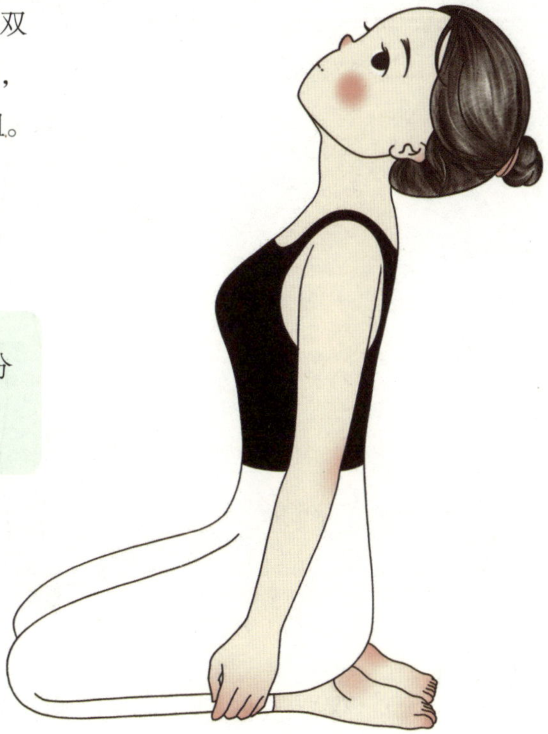

TIPS

双肩避免紧张，充分感受前颈部的肌肉拉伸。

颈部前倾拉伸

动作指南：

坐位或站位，头颈部向正下方下压拉伸，双肩放松，也可以将两手交叉叠放于后脑加重拉伸感，保持20～30秒。每天可做多组。

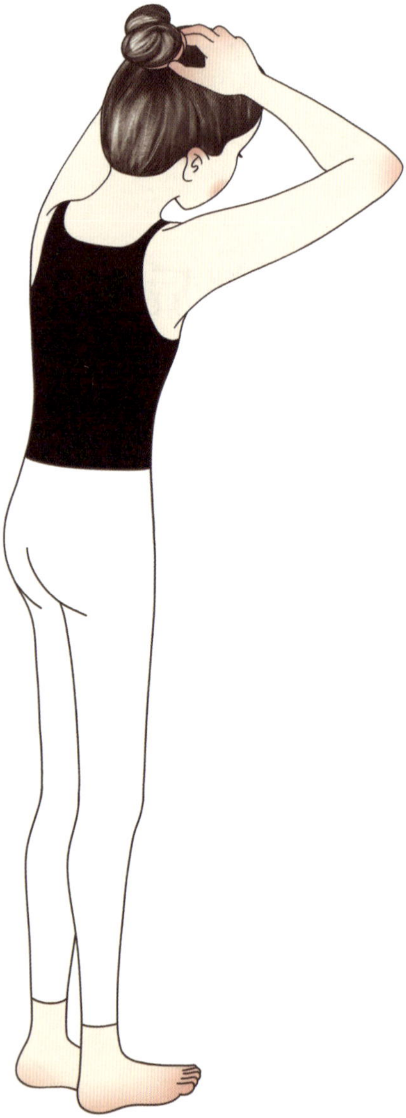

TIPS

保持自然呼吸，感受后颈部的拉伸。

颈部侧屈拉伸

动作指南：

仰卧位，一只手放在头部对侧，朝相反方向拉伸，保持20～30秒。换另一侧拉伸。每天可做多组。

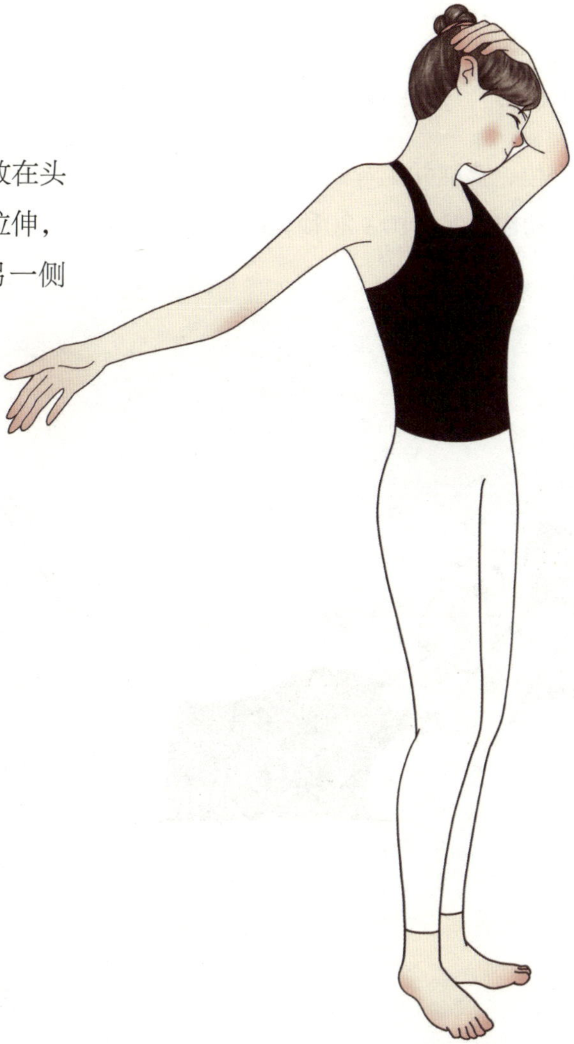

TIPS

尽量找距离地面有一定高度的地方，如床上等。

颈部抬起拉伸

动作指南：

仰卧位，双腿并拢弯曲，双手交叉放在后脑，缓慢抬高颈部，做类似仰卧起坐的动作，保持10～20秒。每天可做多组。

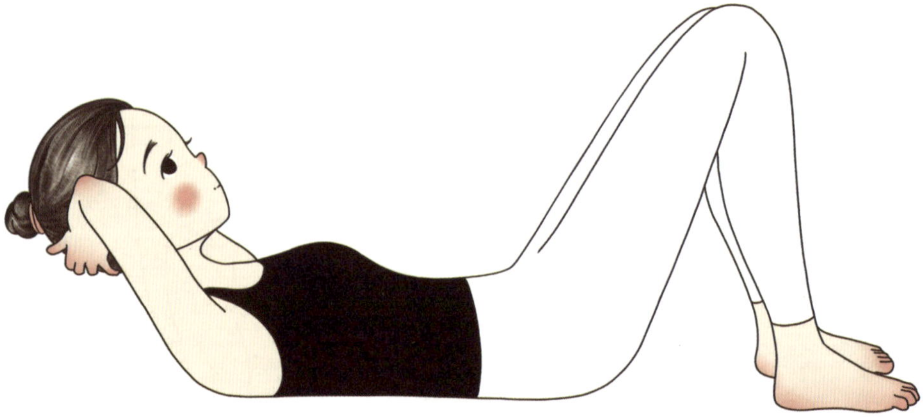

TIPS

感觉颈部与手臂肌肉的拉伸。

四、肩背部与手臂的拉伸

肩背部的拉伸，可以提高肩部肌群弹性，修复肌群力量，塑造美化肩背部线条，改善圆肩驼背，防止经脉阻塞，预防颈椎病、肩周炎等症状。

手臂的拉伸可以锻炼肱二头肌，加快血液流通，激活肌肉力量，消除痉挛、酸痛、僵硬、疲劳等。

手臂后背拉伸

动作指南：

1 坐位，腰背挺直，左臂向后弯曲放在肩胛骨附近，右臂抬起握住左肘，向上向右拉伸左臂，保持10～20秒。左右为一组，每组练习3～5次。

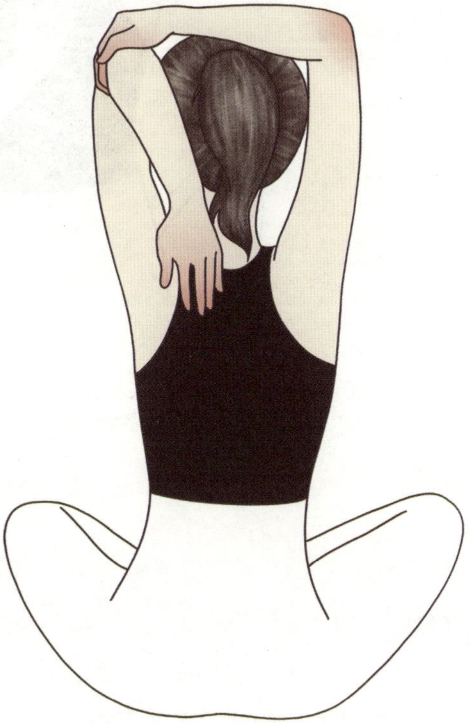

2 同样坐位姿势，两手臂在背后接触，手指相扣，向相反方向拉伸，保持10～30秒。每组练习3～5次。

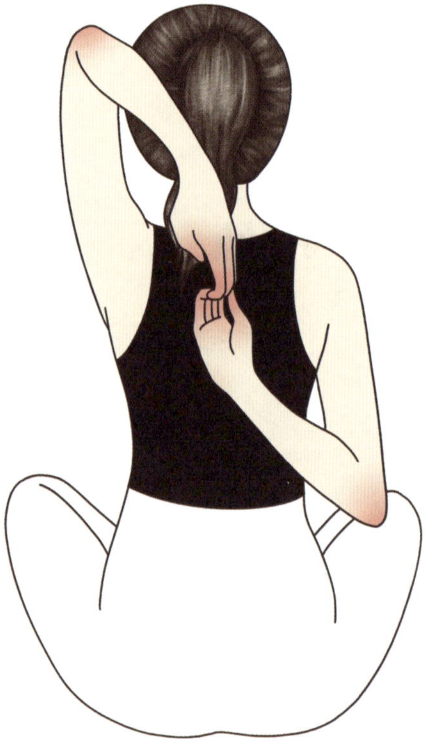

TIPS

手臂拉伸时，注意腰背挺直，上半身不要歪斜。做该动作时，如两手无法相扣，可借助毛巾等工具完成动作。

手腕及背部拉伸

动作指南：

1 坐位，腰背挺直，双手向前伸直，右手腕放在左手腕上，手掌扭转合并，右手掌带动左手掌用力向右扭转，保持10～20秒。换左手掌在上，右手掌在下，向左扭转练习。左右练习为一组，每组练习3～5次。

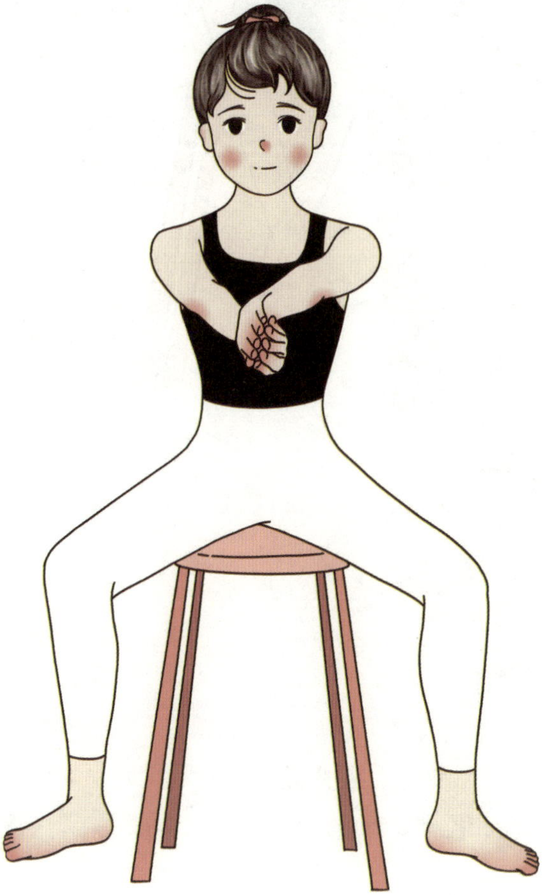

2 练习完动作1后，可以上半身前屈往下压，保持10~30秒，感受背部的拉伸。每组练习3~5次。

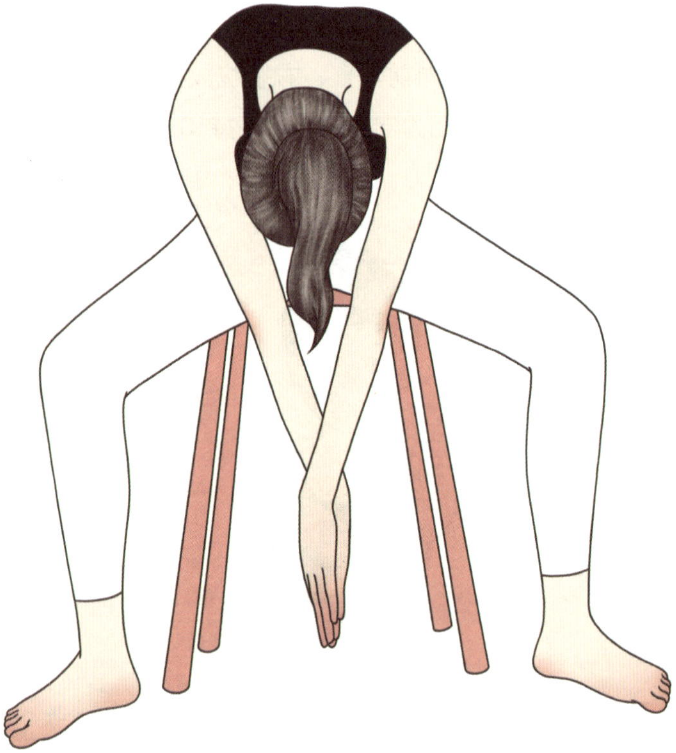

TIPS

动作1要注意腰背挺直，双腿打开，尤其感受手腕关节的活动和拉伸。动作2感受头颈、背部、手臂的拉伸。

肩颈背手臂侧屈拉伸

动作指南：

1 盘腿而坐，双臂抬起至头顶上方，左手抓住右手腕，右手掌心朝上方，双手臂同时向上伸展，保持10～30秒。

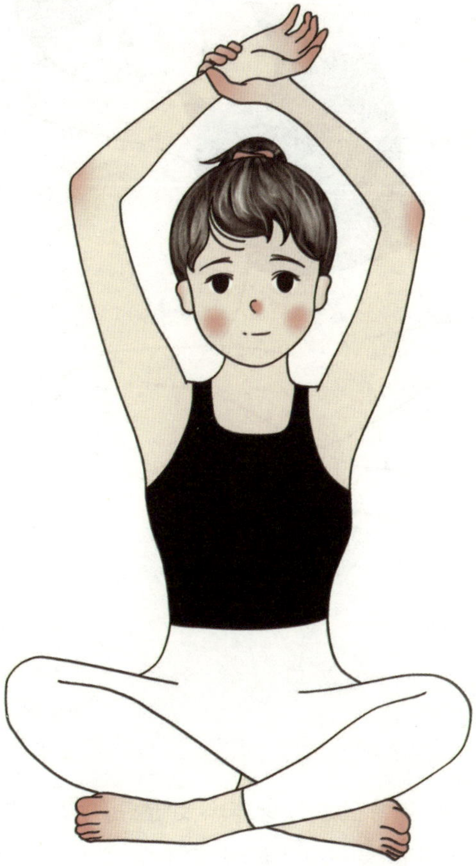

2 左手向上拉动右手腕，同时带动上半身向斜前方侧屈拉伸，保持10～30秒。

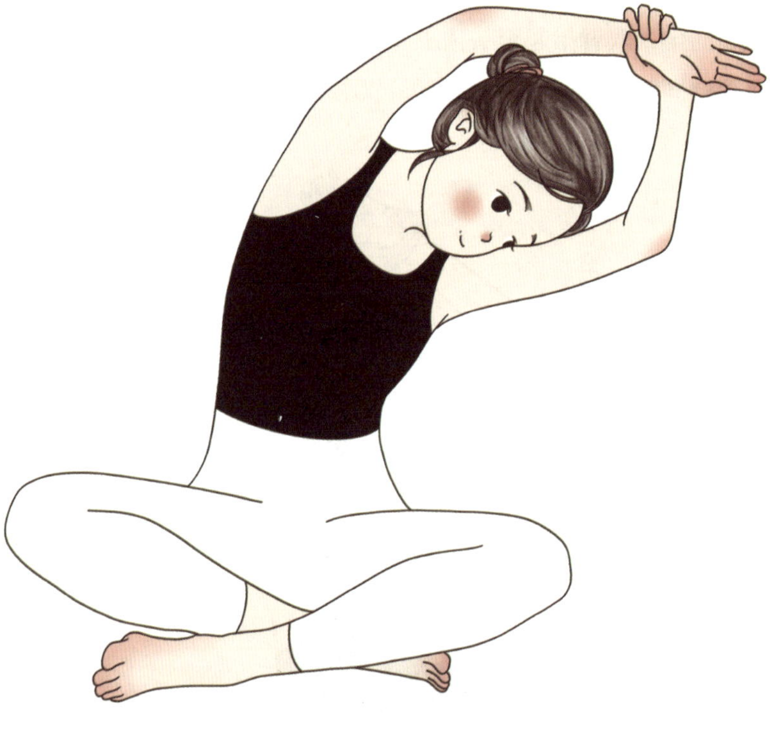

TIPS

动作1腰背挺直，身体不要歪斜。动作2臀部不要离开地面。左右侧屈为一组，每组练习2～3次，每天可做多组。

手掌撑地拉伸

动作指南：

1 跪坐位，双腿并拢，脚背朝下，臀部端坐在双脚脚后跟上，双手自然放在大腿上，保持腰背挺直，平视前方。

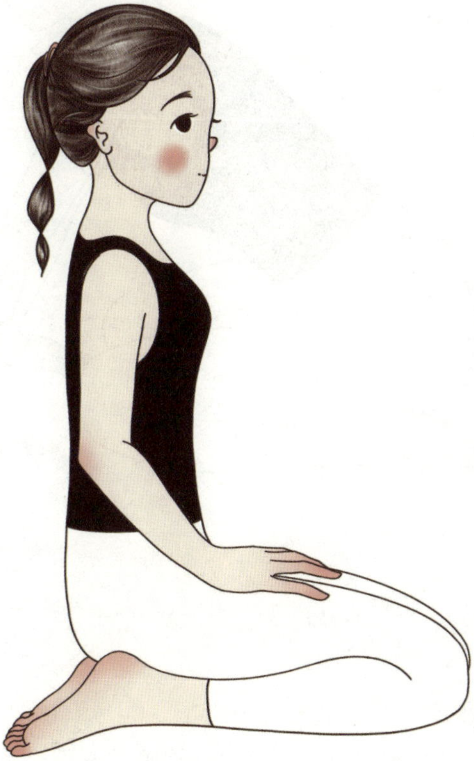

2 双手打开，手掌分别放在两膝盖前方地面上，指尖朝向膝盖，身体重力转移至两手臂处，保持20～30秒。每组练习2～3次，每天可做多组。

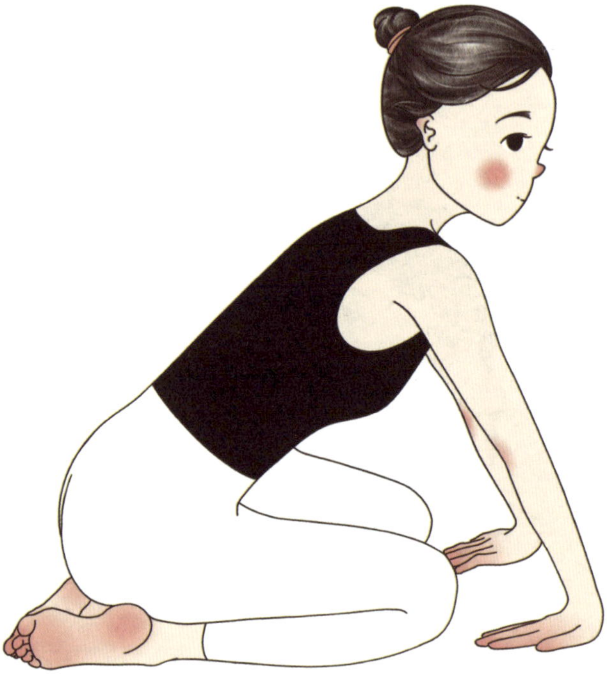

TIPS

背部挺直，手掌不要离膝盖太远。

五、腰髋部位的拉伸

髋部屈肌是腰背部疼痛问题的主要部位。久坐办公，腰酸疼痛者甚多。腰髋部位的拉伸，可以有效缓解腰髋处肌肉紧张，防止腰部堆积脂肪，按摩腹部内脏，增强身体柔韧性。

腰髋侧屈拉伸

动作指南：

坐位，左膝弯曲，左脚脚跟靠近会阴处，右腿向右侧伸直，左臂伸直抬起，右臂屈肘放在左脚和右大腿内侧处，带动上半身向右侧缓慢拉伸，保持20～30秒。左右为一组，每组练习5～10次，每天可做多组。

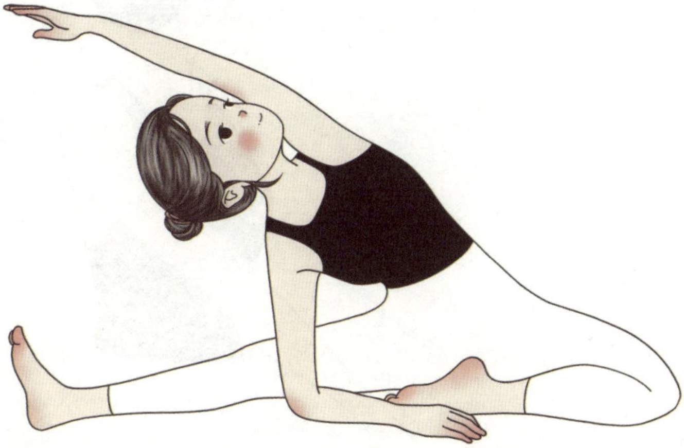

TIPS

拉伸速度不宜过快，手臂与上半身保持平行，感受腰髋部肌肉的拉伸。

腰髋部扭转拉伸

动作指南：

盘腿而坐，身体放松，左手向前伸直放在膝盖处，右手手指撑住地面，同时带动上半身缓慢向右侧扭转，保持10～30秒。换另一侧练习。左右为一组，每组3～5次，可做多组。

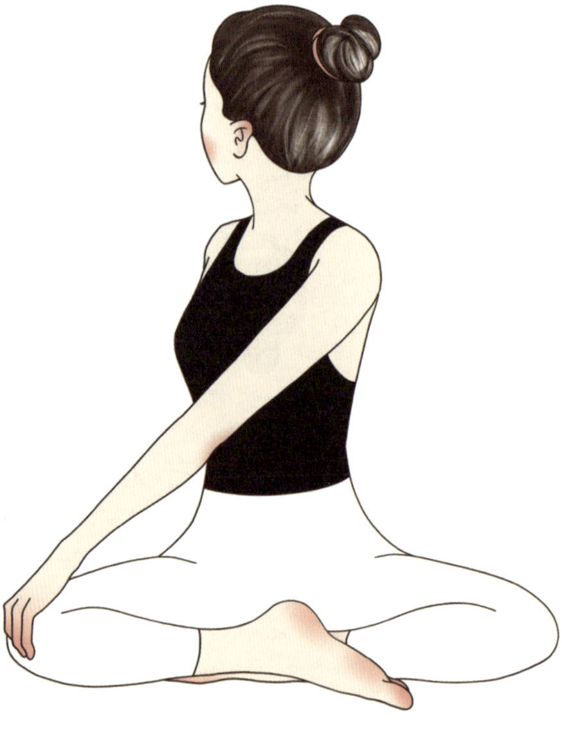

TIPS

腰背挺直，臀部不离地面，充分感受腰髋部的拉伸。

弯腰手臂拉伸

动作指南：

长坐位，双腿并拢向前伸直，两手臂也同时并拢伸直，带动上半身向前弯曲，尽量用指尖去触碰双脚，保持20~30秒。每组练习3~5次，每天可做多组。

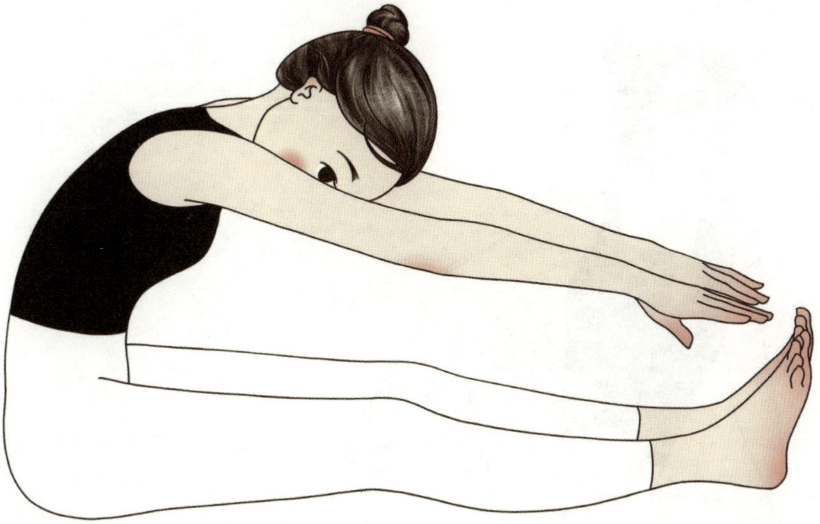

TIPS

臀部不要向前挪动，不要离开地面，感受后背、腰髋部肌肉的张力拉伸。

腰髋腿部扭转拉伸

动作指南：

长坐位，双腿并拢向前伸直，右腿弯曲将右脚放在左腿外侧，左臂肘部压住右腿膝盖，右手撑地，上半身向右后方扭转 ， 保持10～15秒。换另一侧练习。左右练习为一组，每组练习2～3次，每天可做多组。

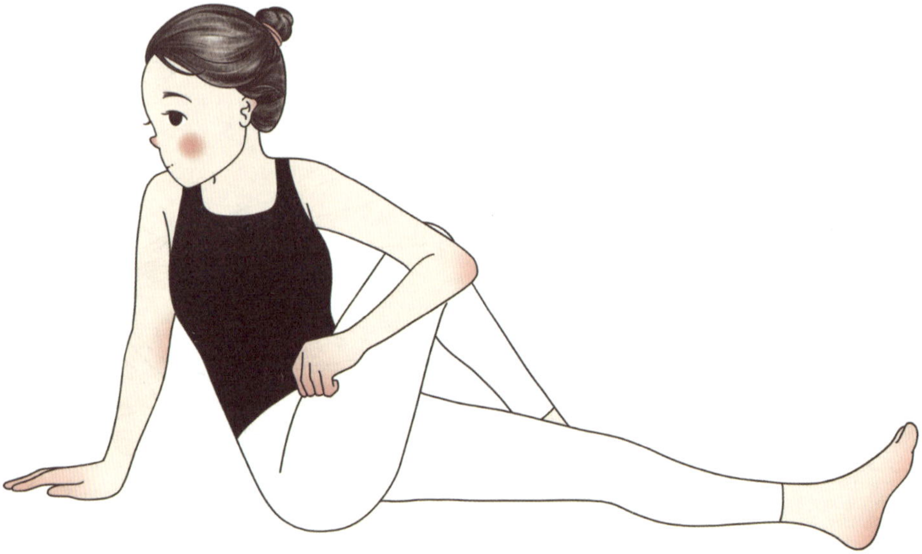

TIPS

扭转上半身时，臀部不要离地，右大腿尽量往胸部拉近。

六、大腿部与臀部的拉伸

大腿部的拉伸，主要是拉伸大腿前侧的股四头肌，有效预防运动中的肌肉拉伤和关节损伤，可缓解疲劳，增强身体柔韧性，青少年多做大腿拉伸，还能帮助增高。臀部的拉伸，主要拉伸臀中肌，可使髋关节灵活，美化臀型。

单手扶墙拉伸

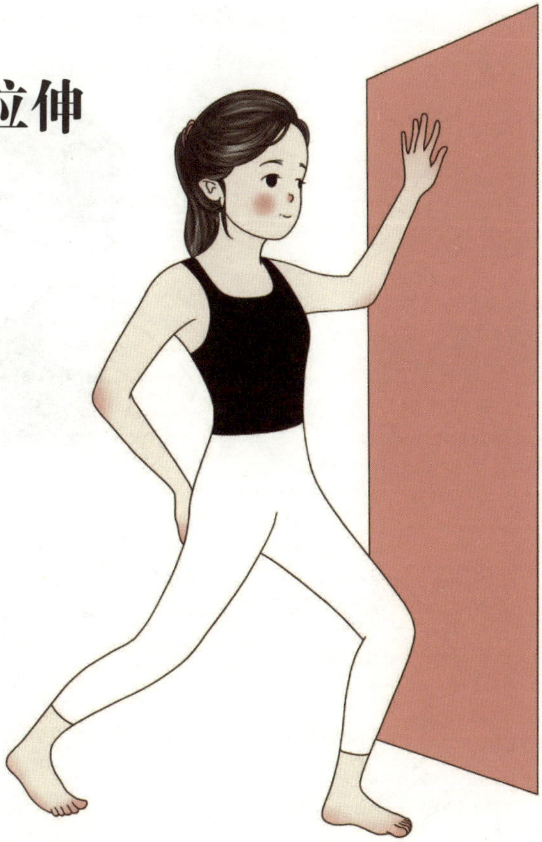

动作指南：

站在墙壁前，一只手扶住墙面，另一只手放在同侧臀部位，双脚大幅度前后分开站立，腰部随左膝向前略弯曲，右腿向后伸直拉伸，保持20~30秒。换另一侧练习。左右为一组，每天可做多组。

TIPS

感受大腿根部的拉伸。

大腿下压拉伸

动作指南：

站位，腰部下沉，右腿向前伸出弯曲，右大腿与小腿尽量垂直，左腿向后伸展，左小腿膝盖以下贴地，前后腿打开的幅度尽量大一些，双手放在臀部两侧，保持20～30秒。换另一侧练习。左右为一组，每天可做多组。

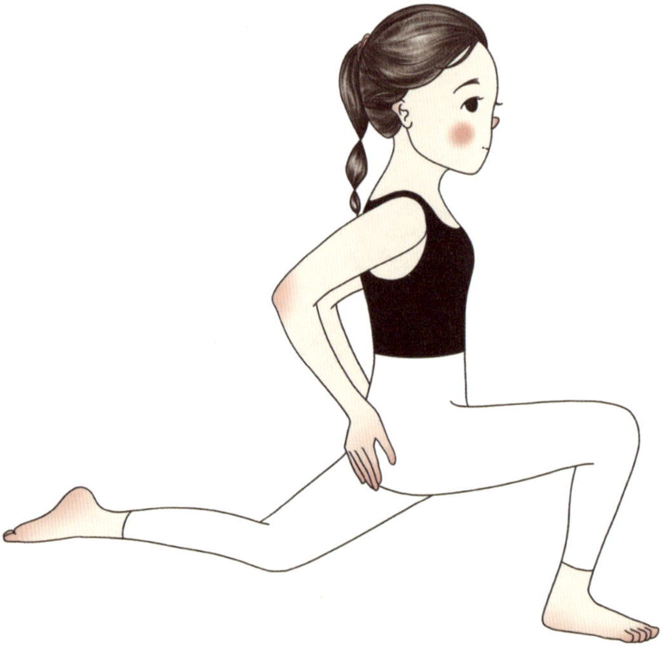

TIPS

腰背尽量挺直，向前伸的大腿与地面平行，与小腿垂直，后伸的小腿不要离开地面，感受大腿根部的拉伸。

二郎腿拉伸

动作指南：

站位，双手屈肘扶在椅子靠背上（或桌边等支撑物上），双腿弯曲，臀部下沉，右脚抬起放在左腿膝盖处，同时上半身前屈拉伸，保持5~20秒。换另一侧练习。左右为一组，每组练习1~2次，可做多组。

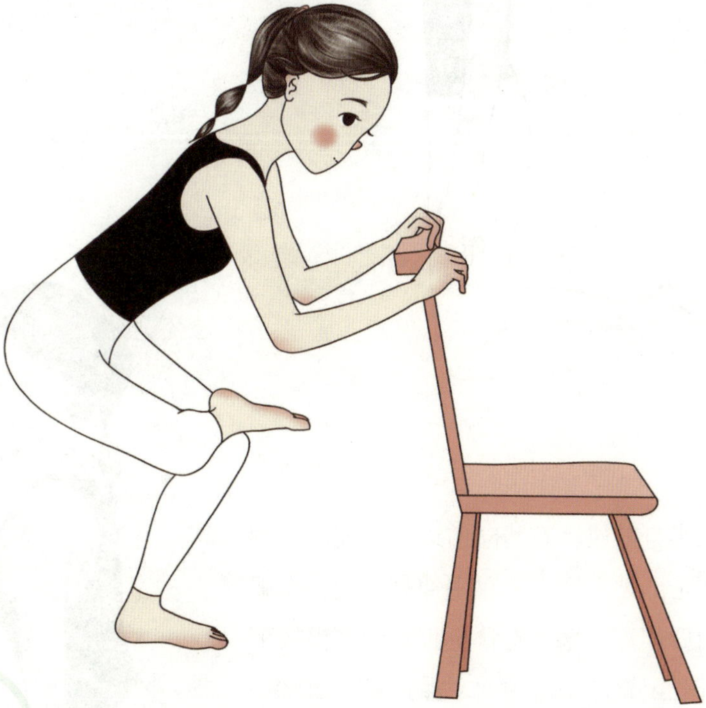

TIPS

臀部下沉时，腰背部不要塌，下沉力度以自己能承受为度。

前倾拉伸

动作指南：

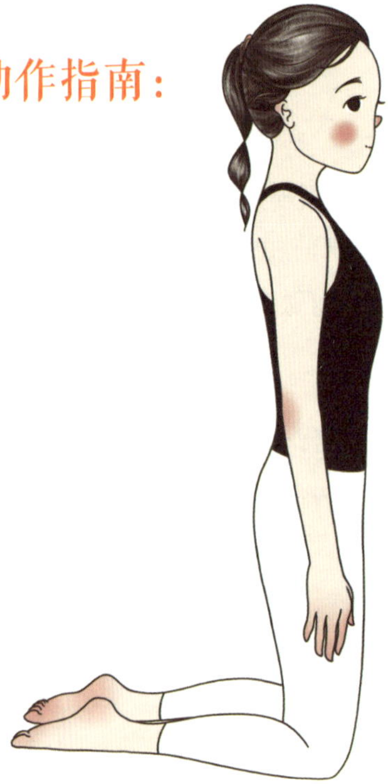

1 跪姿，两膝盖以下并拢贴地，双手自然垂放于两侧，腰背挺直，目视前方。

2 上半身前屈，右腿向前迈出，腿部、脚部全部贴于地面，双手伸直撑地，左腿向后伸直开来，脊背挺直，腰部慢慢下沉直至臀部贴近地面，保持10～20秒。

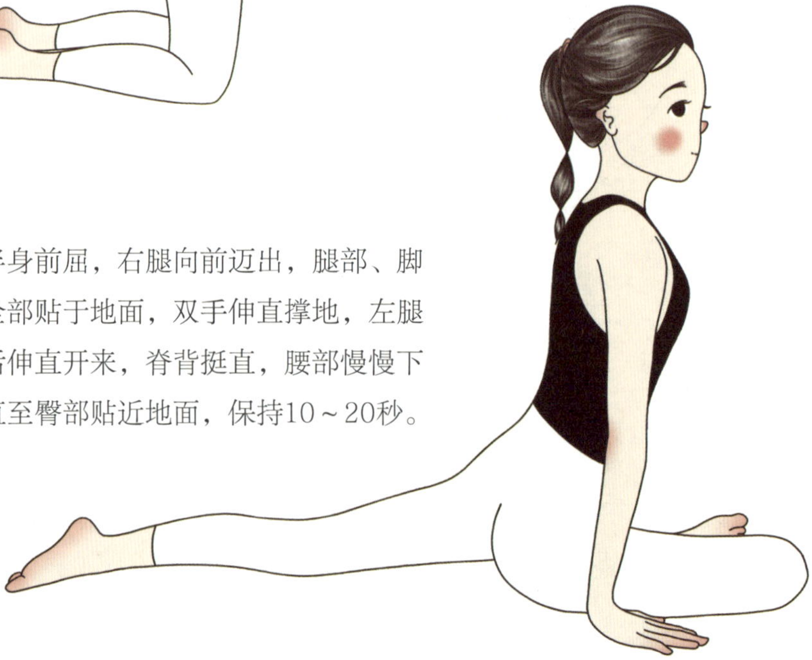

3 上半身再缓慢向前压，保持20～30秒，注意双臂自然伸直，感受臀部和大腿的拉伸。左右两侧练习为一组，每组1～2次，可做多组。

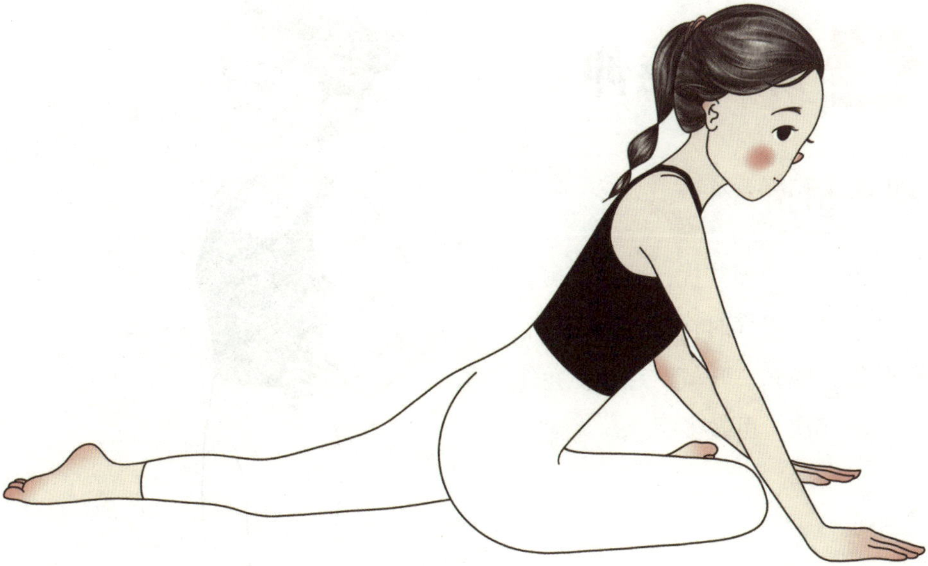

TIPS

不要含肩驼背，双臂保持伸直。

七、腿和膝部的拉伸

腿和膝部的拉伸动作，能有效舒缓僵硬的腿部肌肉和膝关节，加强肌肉力量，提高柔韧性，预防肌肉痉挛、静脉曲张、膝关节炎等病症，美化腿部线条。

踮脚拉伸

动作指南：

站位，两脚并拢，两手叉腰，身体放松，吸气时将双脚跟抬起，保持3~10秒， 呼气时还原。每组练习3~5次，可做多组。

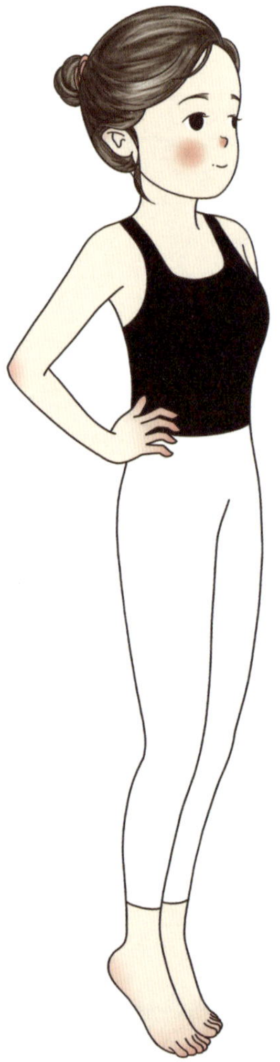

TIPS

不要含肩驼背，身体放松，感受脚背和膝部的拉伸。

勾脚拉伸

动作指南：

坐位，最好坐椅子的前三分之一，全身放松，腰背挺直，左腿屈膝，右腿向前伸直，脚跟着地，脚尖朝上，保持40～60秒。换另一侧练习。左右为一组，每组练习3～5次，可做多组。

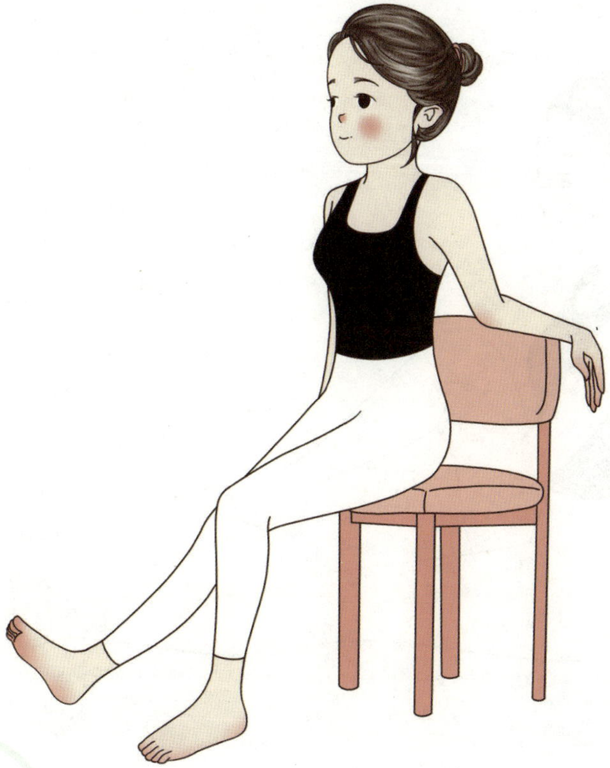

TIPS

感受小腿部和膝盖的拉伸。

弯曲拉伸

动作指南：

自然坐姿，腰背挺直，左腿弯曲，双手握住左腿膝盖窝处，向上提拉，小腿和脚背向前伸直，右腿脚背仍然绷直，保持20～30秒。换另一侧练习。左右为一组，每组3～5次，可做多组。

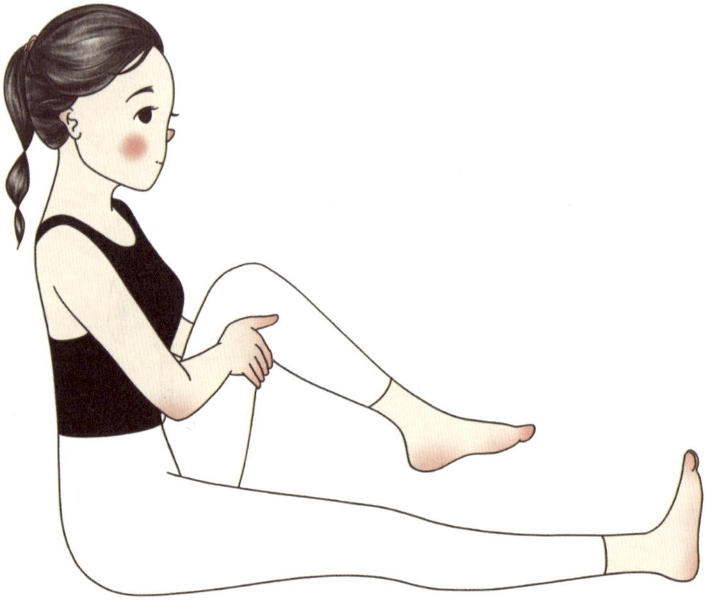

TIPS

腰背挺直，感受腿和膝盖肌肉的拉伸。

抓脚背拉伸

动作指南：

自然坐姿，腰背挺直，右腿弯曲，右脚掌尽量贴近左侧大腿内侧，左腿向前弯曲，左膝尽量贴近胸部，两手伸直抓住左脚趾，保持20～30秒。换另一侧练习。左右为一组，每组3～5次，可做多组。

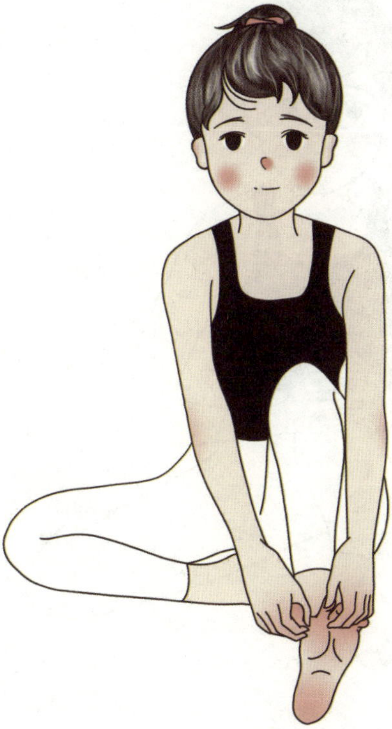

TIPS

充分感受大腿内侧肌肉的拉伸。

蹲位拉伸

动作指南：

蹲位，左腿膝盖与小腿部位着地，两手交叉放在右侧膝盖上，保持10～15秒。换另一侧练习。左右为一组，每组3～5次，可做多组。

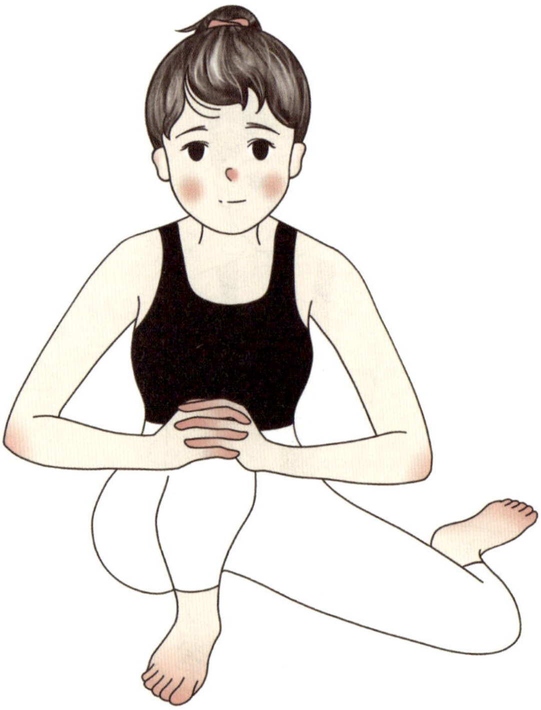

TIPS

身体重心在右侧腿部。

八、足部的拉伸

足部的拉伸，可以缓解足部疼痛，辅助治疗足底筋膜炎、脚踝关节炎，调节脏腑组织功能。

跪坐拉伸

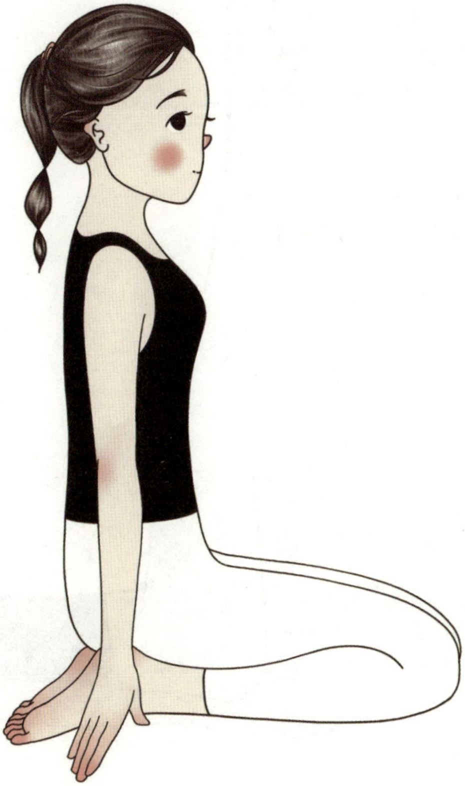

动作指南：

跪坐位，双腿并拢，脚背朝下，臀部端坐在双脚脚后跟上，双手可撑在地面上，微微抬起双膝，保持3～10秒。每组3～5次，可做多组。

TIPS

腰背挺直，感受脚背肌肉的拉伸。

仰卧绷脚拉伸

动作指南：

1 仰卧位，双腿抬起与地面垂直，腿部和脚尖并拢尽力向上伸直，保持20～30秒。

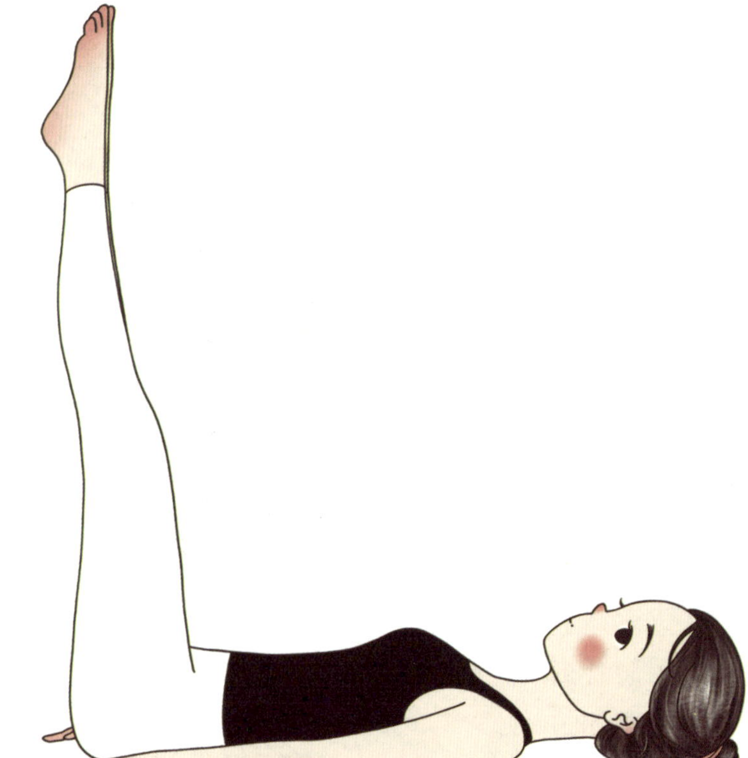

2 脚尖再向内勾，保持20～30秒。每组练习3～5次，可做多组。

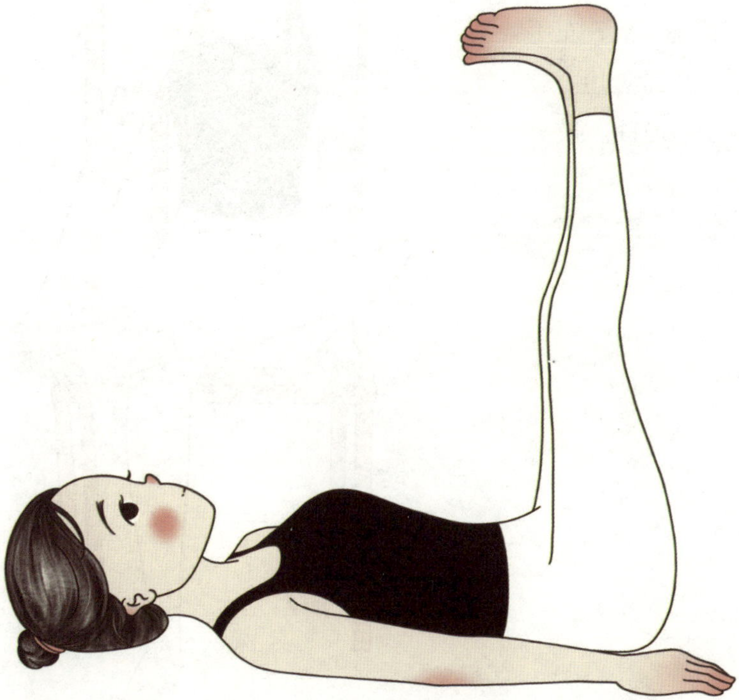

TIPS

感受腿部、跟腱处、脚背肌肉的拉伸。

“二郎腿”拉伸

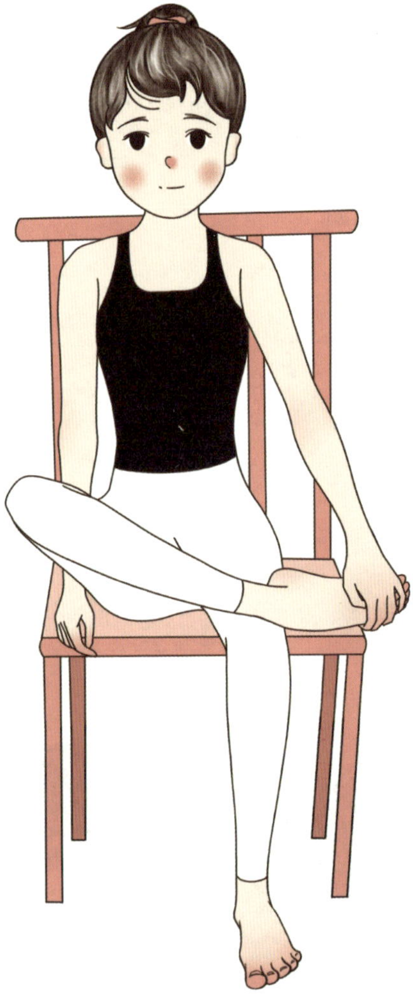

动作指南：

坐位，腰背挺直，把右腿放在左腿上呈“4”字形，如跷二郎腿一般，左手扳住右脚背或脚趾处用力拉伸，保持40～60秒。换另一侧练习。

TIPS

保持腰背挺直，不要含胸驼背，充分感受小腿部和脚背肌肉的伸展和拉伸。如果要加大拉伸效果，可以手扳脚趾，拉伸力量由小到大。

蹲位踮脚拉伸

动作指南:

蹲姿，双手合十放在胸前，吸气时抬起两脚脚后跟，前脚掌支撑身体，保持3~10秒。每组练习1~3次，可做多组。

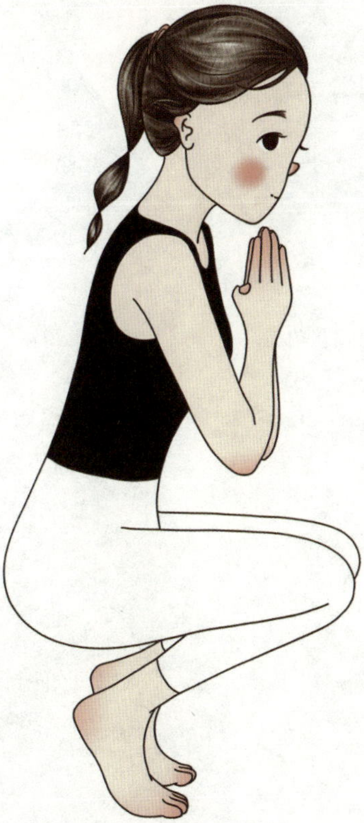

TIPS

尽力使大腿与地面平行，腰背挺直。

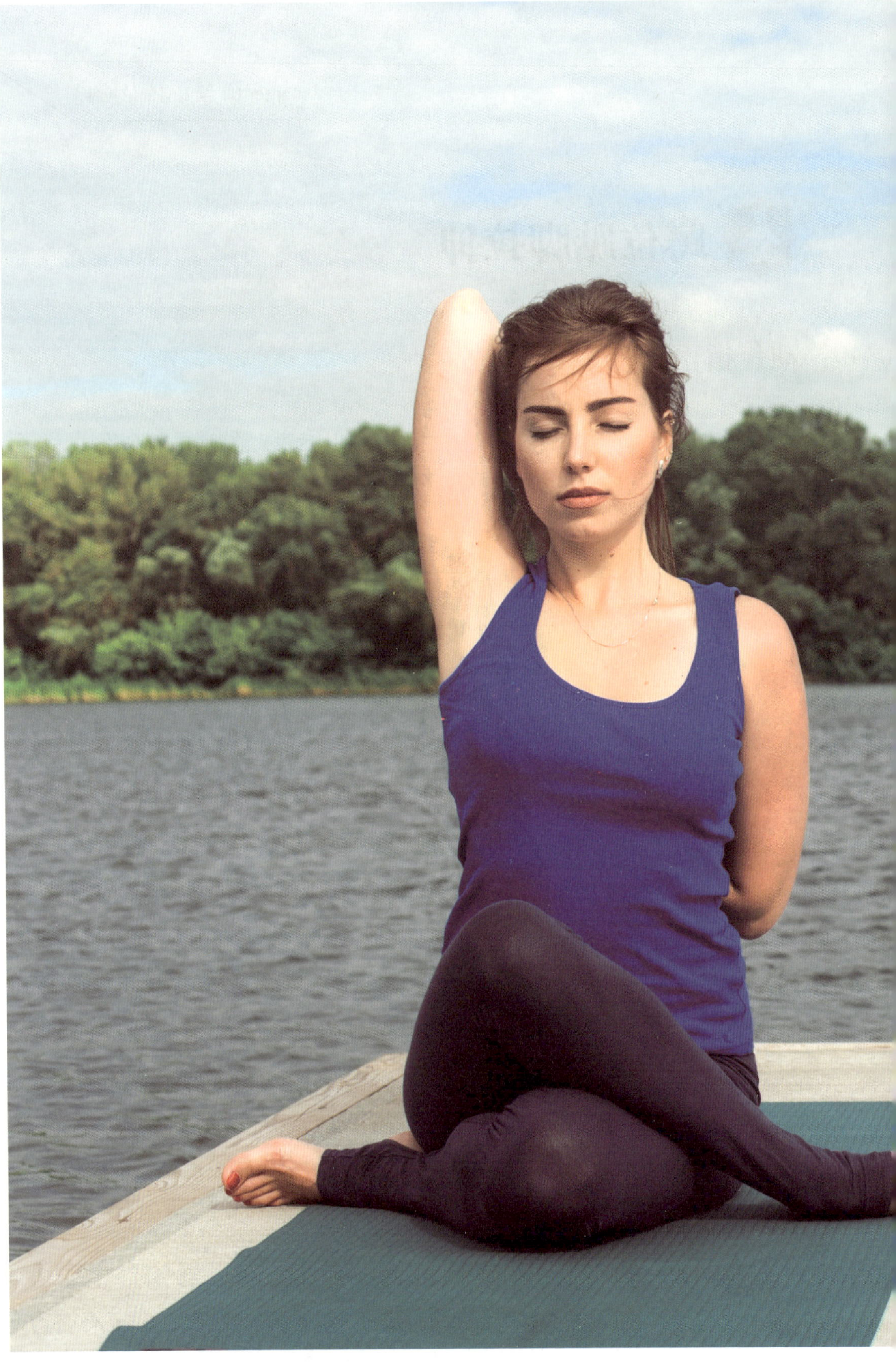

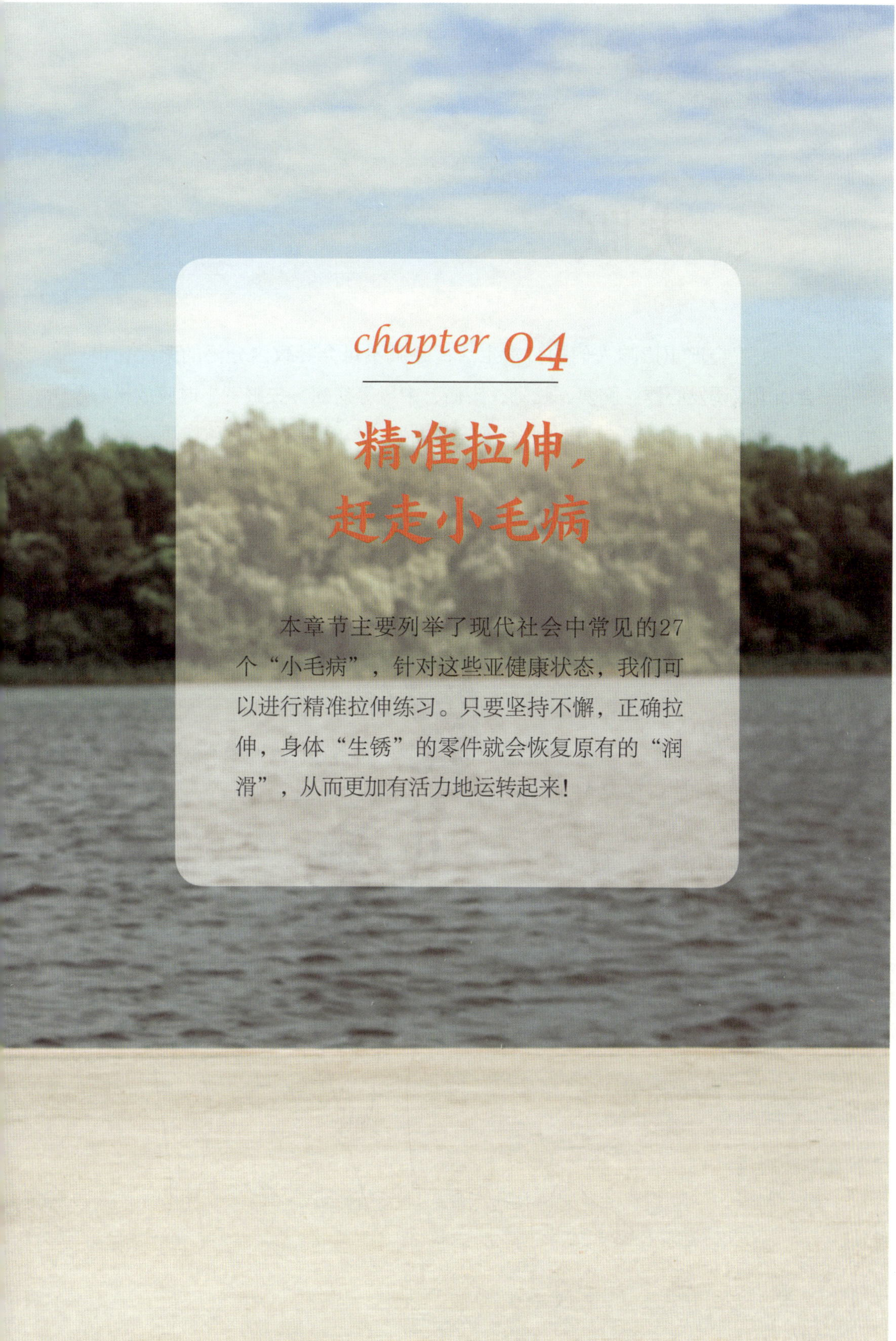

chapter 04

精准拉伸，赶走小毛病

本章节主要列举了现代社会中常见的27个“小毛病”，针对这些亚健康状态，我们可以进行精准拉伸练习。只要坚持不懈，正确拉伸，身体“生锈”的零件就会恢复原有的“润滑”，从而更加有活力地运转起来！

一、失眠

失眠会严重影响人们的日常生活，睡眠不足会导致内分泌的紊乱，也会加重或诱发心悸、胸痹、眩晕、头痛、中风等病症。失眠者平时应放松心情，常听舒缓的音乐或用热水泡脚等帮助睡眠。身体拉伸的动作可舒缓心情，有助于睡眠。

屈腿拉伸

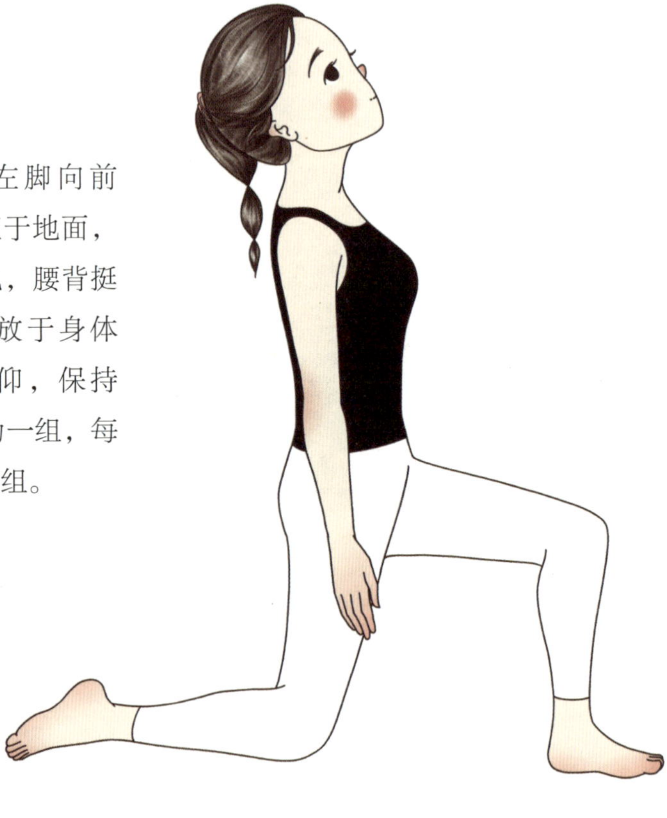

动作指南：

单膝跪地，左脚向前迈出，左小腿垂直于地面，右腿膝盖以下贴地，腰背挺直，双手自然垂放于身体两侧，头颈向后仰，保持20～30秒。左右为一组，每组3～5次，可做多组。

手臂向上拉伸

动作指南：

盘腿而坐，腰背挺直，双手伸直于头顶交叉，指尖相扣，保持20～30秒。感受背部和胸部的拉伸。每组3～5次，可做多组。

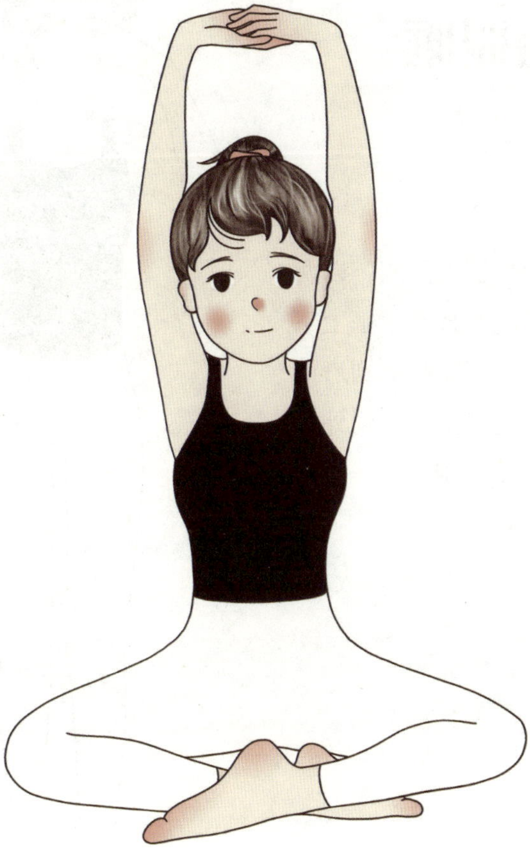

二、视疲劳

视疲劳，现代社会中较为常见，主要是因为人们长时间盯着手机、电脑、电视等电子产品或看书用眼过度，导致干眼症、眼涩、眼胀、黑眼圈、视物模糊、视力下降等常见症状。平时看书或看手机、电脑半小时后应向远处望10～30秒，以有效缓解视疲劳。

轮刮眼眶

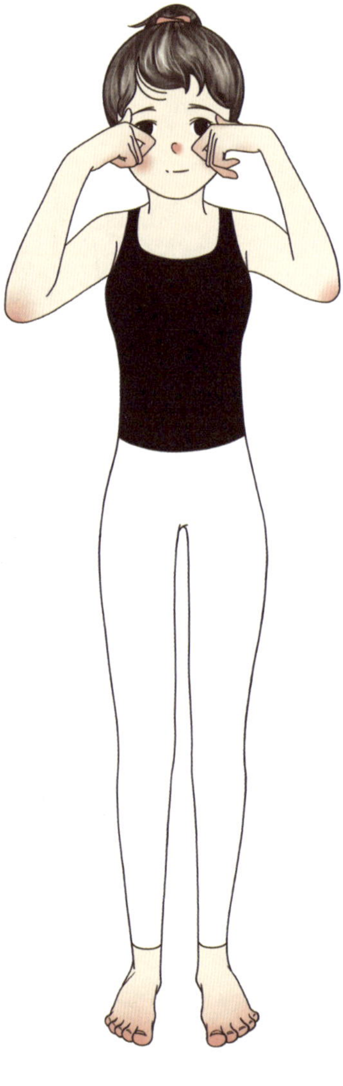

动作指南：

两手拇指指腹按揉太阳穴，以两手食指第二节内侧轮刮按摩眼眶上下各一圈。上侧从眉头开始按摩到眉梢为止。下侧从内眼角开始按摩到外眼角为止。先上后下每次轮刮各一圈，每组3～5次。

提拉眼皮

动作指南：

身体放松，两眼微闭，两手拇指、食指轻轻捏住上眼睑向上拉伸。眼皮提起时吸气，呼气时松开。每组3～5次，可做多组。

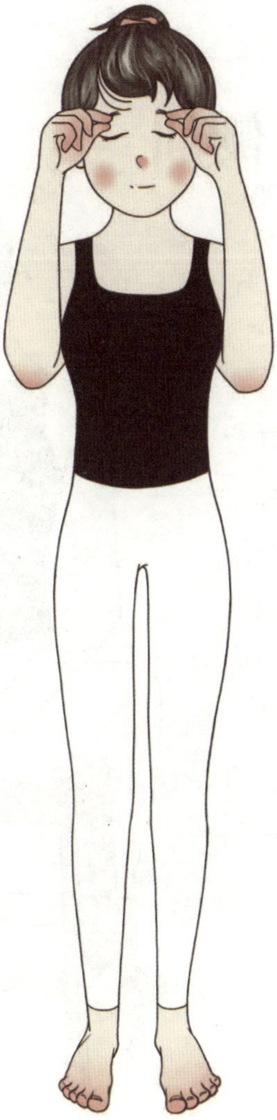

三、头部疼痛

头部疼痛者，常表现为胀痛、闷痛、撕裂样痛、针刺样痛，部分患者还伴有血管搏动感和头部紧箍感，以及头晕、恶心、呕吐等症状。头痛程度有轻有重，时间有长有短。患者应少食巧克力、乳酪、酒、咖啡、茶叶等易诱发疼痛的食物，适当运动，舒缓心情。

助力颈部侧屈

动作指南：

坐在无靠背的椅子上，背部挺直，右手扶头，左手放在背后。用右手向右侧牵引头颈部，将右耳尽力靠近右肩膀，保持20～30秒，感受背肩部斜方肌的拉伸。然后换左侧练习。左右为一组，每组3～5次，可做多组。

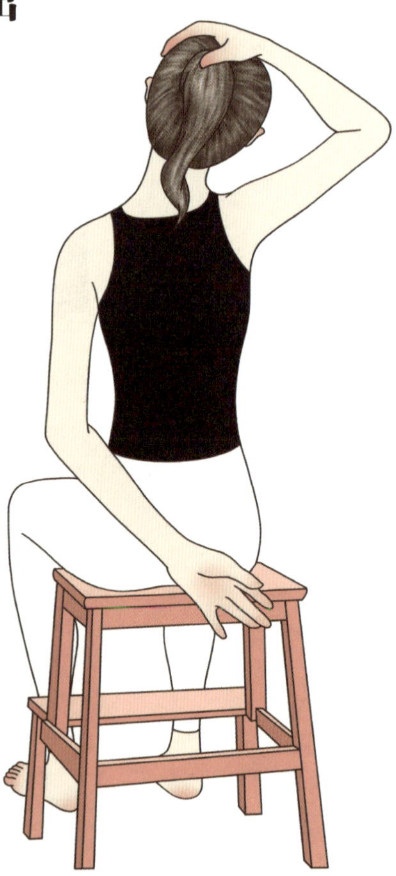

蹲位上半身弯曲

动作指南：

蹲位，手肘弯曲，双手扣住后脑，上半身向前倾，直至双手臂置于双腿内侧，感受沿着背部的最大张力，保持20～30秒。

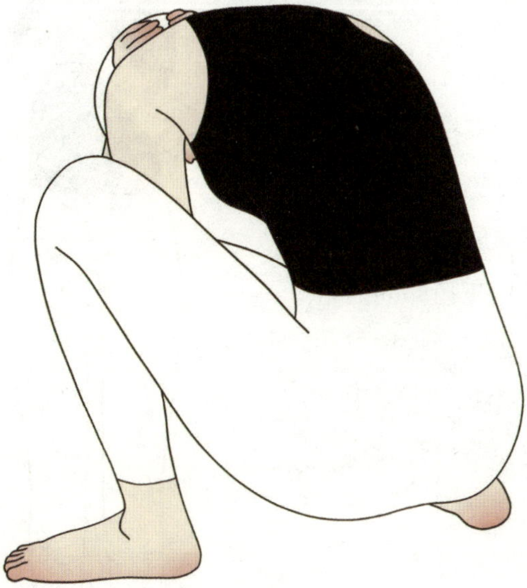

四、颈部疼痛

长期久坐办公、看书、玩手机、开车等不良姿势，都会引起颈部韧带、肌肉劳损炎症，进而引发颈部疼痛。有的颈部疼痛会延伸至肩部、胸部、手臂、手部等部位。通过改善不良的姿势、生活或工作方式，适当锻炼和拉伸颈部肌肉可以有效缓解。

颈部伸展

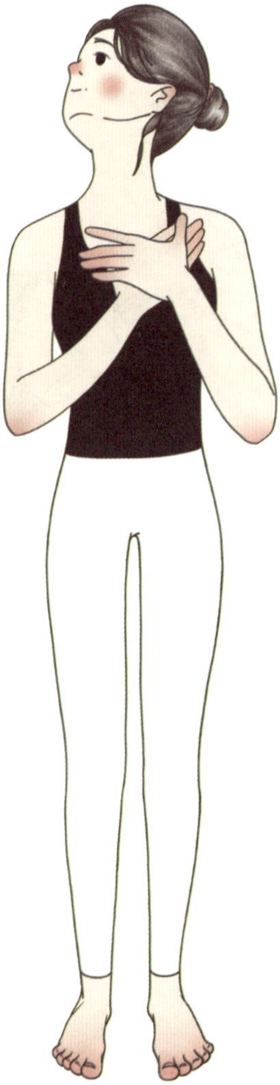

动作指南：

站位或坐位，背部挺直，双手掌交叠放在胸部上方。

向右后方用力伸展颈部，眼睛看向右上方，手掌在胸部向内和向下施加压力。达到最大拉伸点时，保持20～30秒，此时手掌交叠的胸部区域会略抬升。换另一侧练习。左右为一组，每组3～5次，可做多组。

颈部扭转

动作指南：

坐位或站位，脊柱挺直，双臂自然垂于身体两侧，双脚打开与肩同宽，放松肩背肌肉。头颈部向左前方转动脖子至少45°，同时放低下巴尽力去触及胸部，保持20～30秒，然后换到另一侧练习。左右为一组，每组3～5次，可做多组。

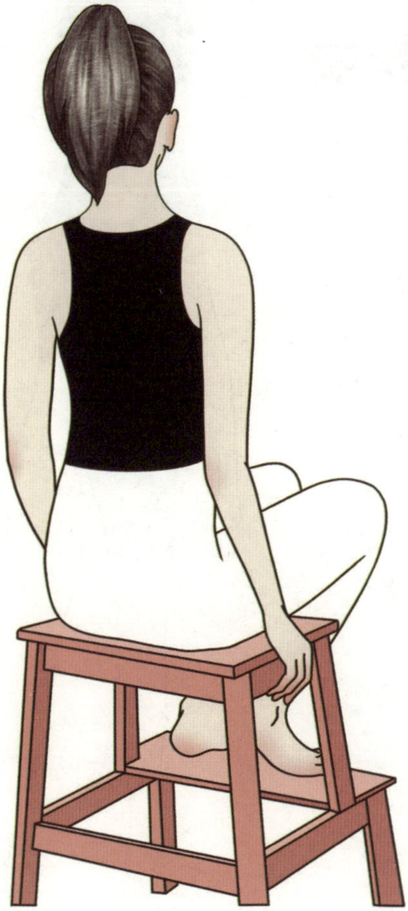

五、肩部疼痛

肩部疼痛，常见于颈椎病、肩周炎等病症，长期肌肉、韧带劳损会引发肩部疼痛，多发于久坐办公族、低头族等人群。肩背疼痛往往累及整个肩胛背，有的会影响上臂甚至手肘部位。

单手扶墙

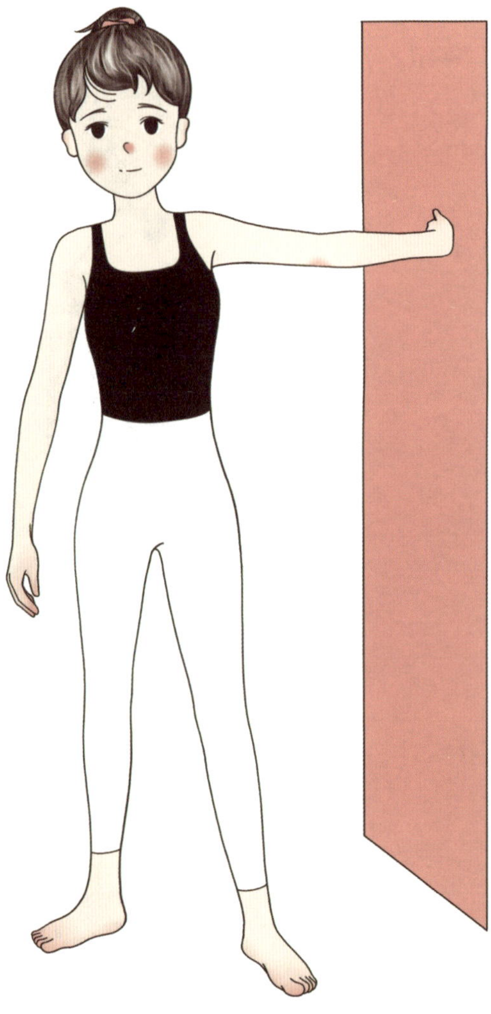

动作指南：

站在墙边，将左手掌放在墙上与肩同高，左脚往前置于被拉伸侧的前方。尽力向右旋转上身，手和脚都不挪动，保持20～30秒。左右为一组，每组2～3次，可做多组。

屈肘支撑

动作指南：

站在墙边，将左小臂及左掌贴墙，肘部与肩同高，左脚往前置于被拉伸侧的前方。尽力向右旋转上身，手和脚不挪动位置，保持20～30秒。左右为一组，每组2～3次，可做多组。

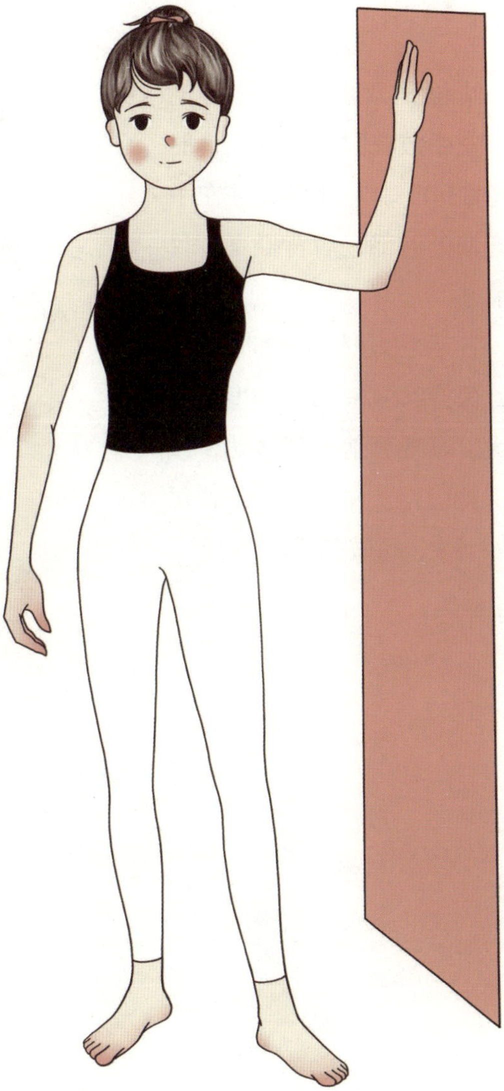

肘部拉伸

动作指南：

站位，双脚打开与肩同宽，左手放在同侧腰臀处，肘部弯曲90°，右手掌抓住左手臂弯曲的肘部，后背挺直，目视前方。

右手拉动左手臂肘部拉伸，保持20～30秒，幅度不宜过大，不要强迫肩部移动，左手保持固定。左右为一组，每组2～3次，可做多组。

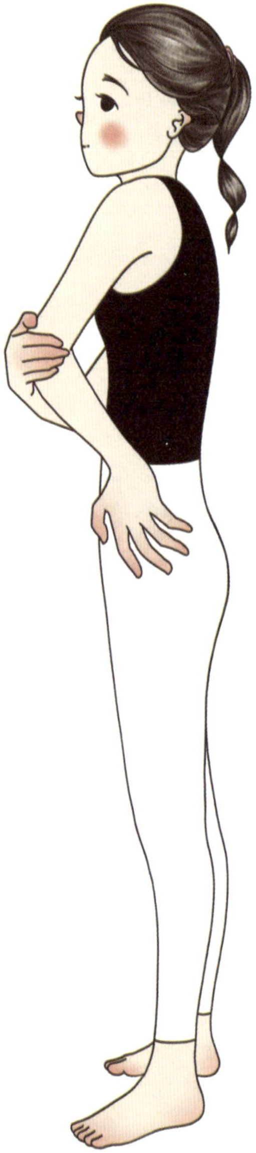

手臂伸直支撑

动作指南：

站位，后背挺直，目视前方，右脚向前跨出一步，右手臂伸直与肩同高，手掌贴墙，指尖朝下，左手从下方抓住右手臂肘部，保持20～30秒。左右为一组，每组2～3次，可做多组。

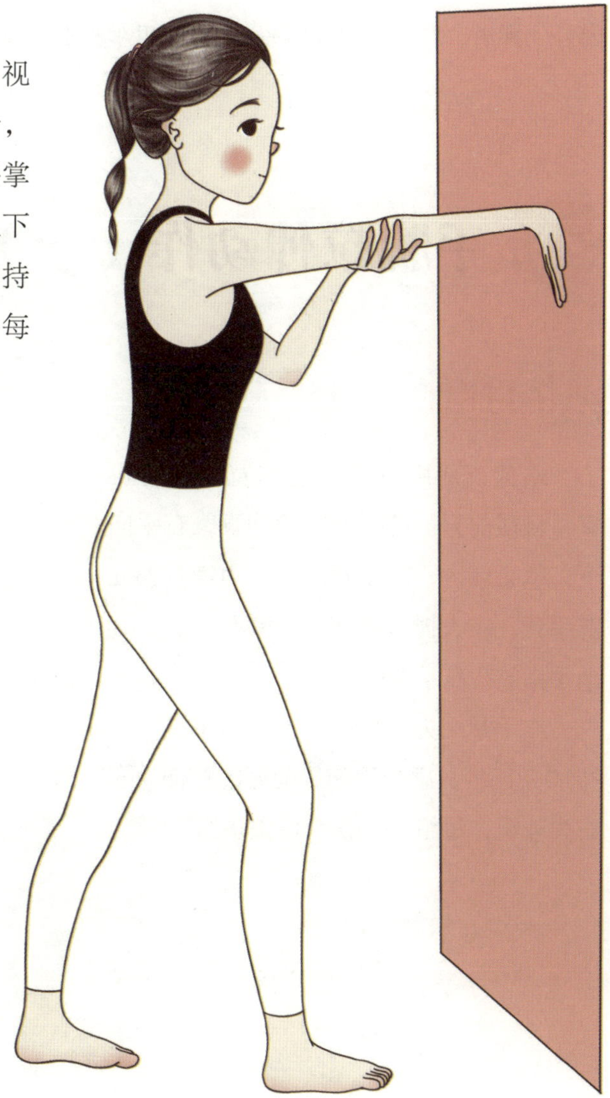

六、肘部疼痛

肘部疼痛一般不常见，主要为高强度的重复动作所致，医学上常见肱骨内外上髁炎、肘后滑囊炎等疾病，比如网球肘。

手腕拉伸动作（一）

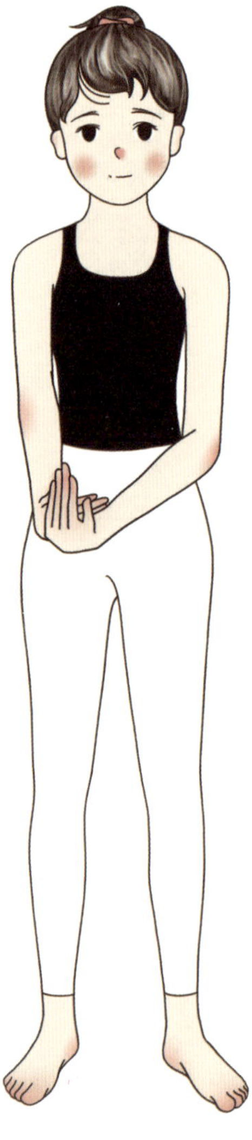

动作指南：

站位，双脚打开与肩同宽，腰背挺直，目视前方。右手臂向前伸直，右手向下，掌心朝内，左手臂向前，用掌心握住右手背，左大拇指放在右手掌心中心，其余手指放在右掌背上。

左手掌用力向下向外拉伸右手腕，保持10～15秒，感受手腕、前臂的拉伸。左右为一组，每组3～5次，可做多组。

手腕拉伸动作（二）

动作指南：

站位，双脚打开与肩同宽，腰背挺直，目视前方。左手臂向前伸直，左手掌心朝前向下，右手臂向前伸直，掌心与左掌相对而握，做对抗拉伸，保持10～15秒，感受手腕、前臂的拉伸。左右为一组，每组3～5次，可做多组。

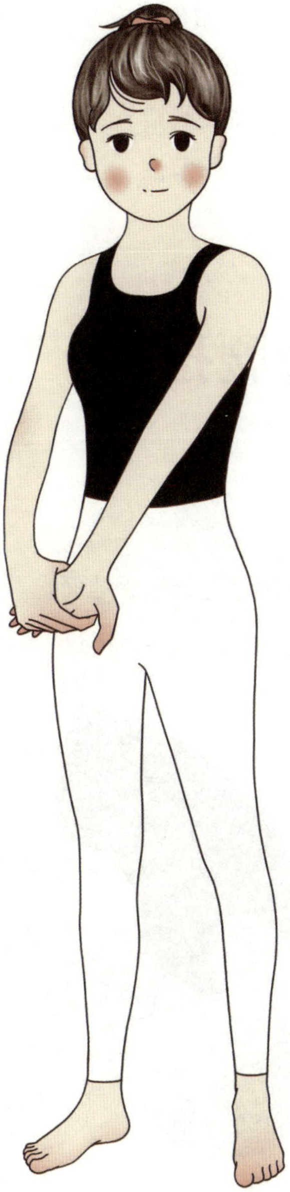

七、脱发

每个人都有正常的脱发现象，每天少则几根多则几十根。这是由于退行期与新进入生长期的毛发不断处于动态平衡中，可以维持我们正常数量的头发。但病理性脱发则指头发过度或局部脱落，其原因很多，如用激素类药物、水油不平衡、季节性、毛囊营养不良、压力过大、孕期产后、感染性、染发烫发等情况。

弯腰拉伸

动作指南：

跪姿，弯腰将头部贴于地面，两手向后抓住双脚脚腕部位，吸气时臀部向上抬起，重心移至头部，保持3～5秒，吐气还原。每组练习2～3次，可做多组。

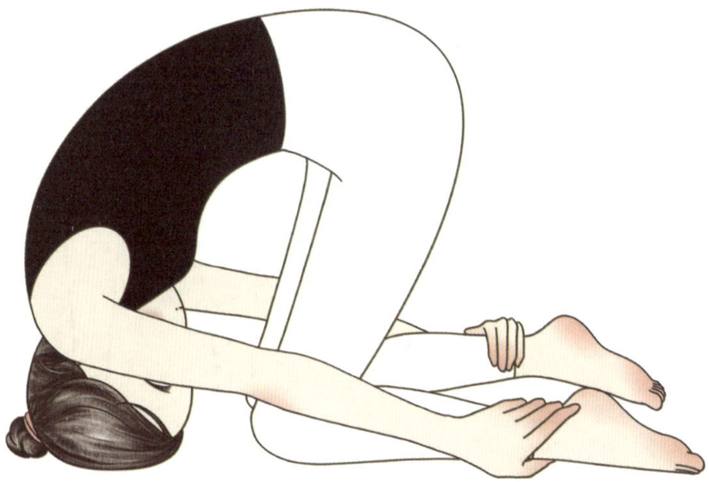

四肢撑地拉伸

动作指南：

跪姿，双手撑地，向前弯腰，头顶贴于地面，双腿伸直以两脚尖支撑，臀部抬起，身体呈倒“V”形，保持3～5秒。避免头部受伤。每组练习1～2次，可做多组。

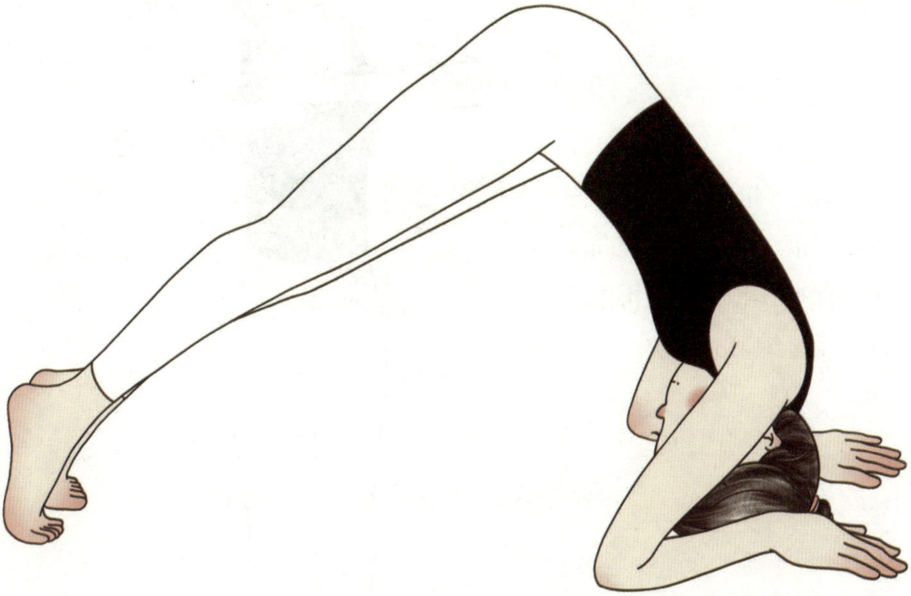

八、鼠标手

鼠标手，主要症状包括正中神经支配区（拇指、食指、中指和环指桡侧半）感觉异常或麻木，尤其夜间手指麻木。部分患者在白天从事某些活动屈腕过久时，手指麻木会加重，如做针线活、长时间手持电话或长时间手持书本阅读等。

对掌屈伸

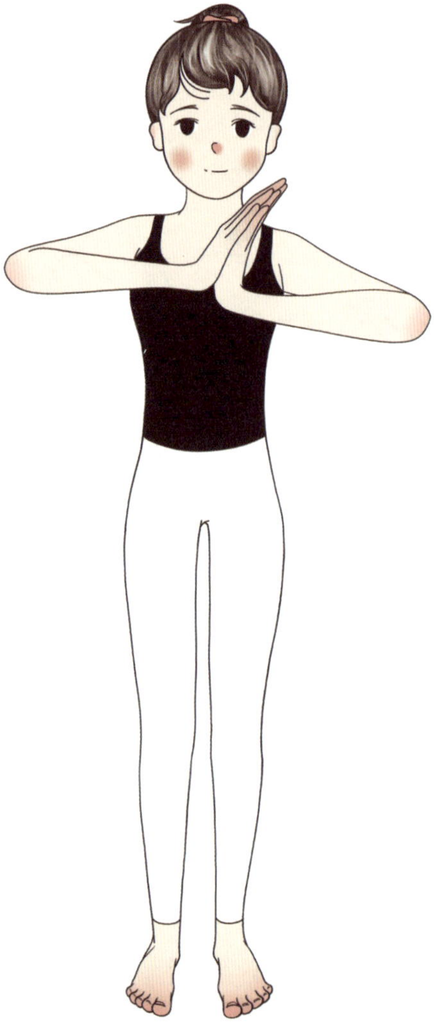

动作指南：

两臂于胸前合掌相对，左掌向后伸展，右掌则屈腕向前施力，保持10秒，然后再相反运动。反复练习3~5次。

手指张开

动作指南：

站位或坐位均可，两手向下伸开，掌心向下，尽力张开十指，保持20～30秒。感受手背及前臂的肌肉收紧。每组3～5次，可做多组。

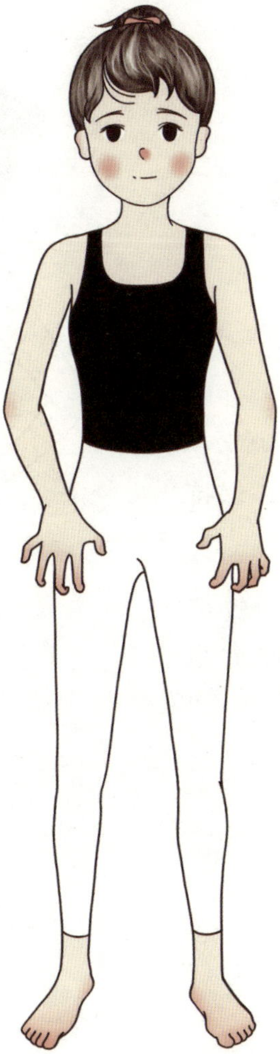

九、心悸疲劳

心悸疲劳多因外感或内伤，致气血阴阳亏虚，从而引起心失所养、心脉不畅，主要表现为心跳急剧、不安，不能自主，可一日数次发作，也可数日发作一次，常伴有胸闷气短、神疲乏力、头晕喘促，甚至晕厥等。心悸易疲劳者，不宜过度劳累，避免熬夜，保持精神乐观、情绪稳定。可做一些简单的拉伸平复心情。

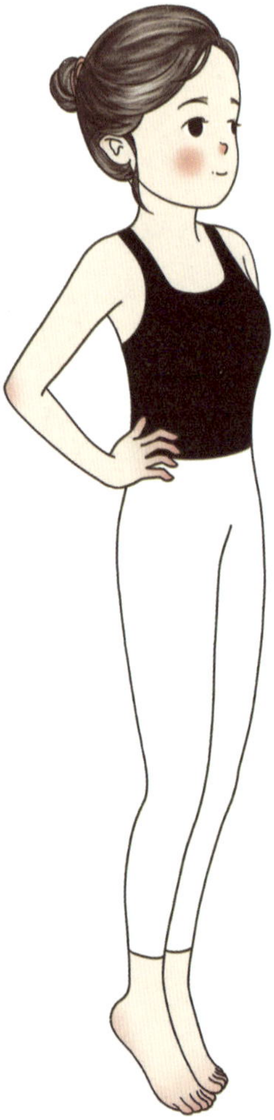

垫脚拉伸

动作指南：

站位，两手叉腰，身体放松，吸气时将双脚脚后跟抬起，保持3～10秒，呼气时还原。

注意不要含肩驼背，身体放松，感受脚背和膝盖的拉伸，每组练习3～5次，可做多组。

后背合十拉伸

动作指南：

站位，腰背挺直，双腿并拢伸直，两手于后背合十，指尖朝上，手肘、双肩向后打开，保持5～10秒。每组3～5次，可做多次。

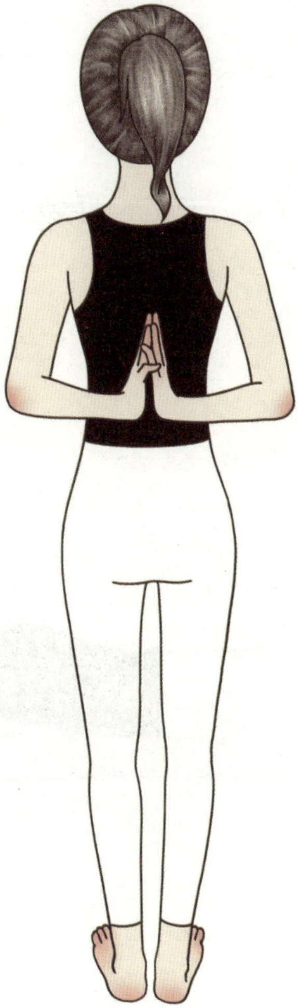

十、呼吸不畅、胸闷

呼吸不畅一般因胸闷引起，大多因呼吸道感染、哮喘、支气管炎、心脏病或过敏等因素引发。一些基础拉伸运动可以帮助缓解轻微的胸闷症状。

桥式拉伸

动作指南：

仰卧位，双臂伸直，掌心朝下放在身体两侧，双腿打开与肩同宽，屈膝，双足贴地，两个脚后跟尽量往臀部靠近。

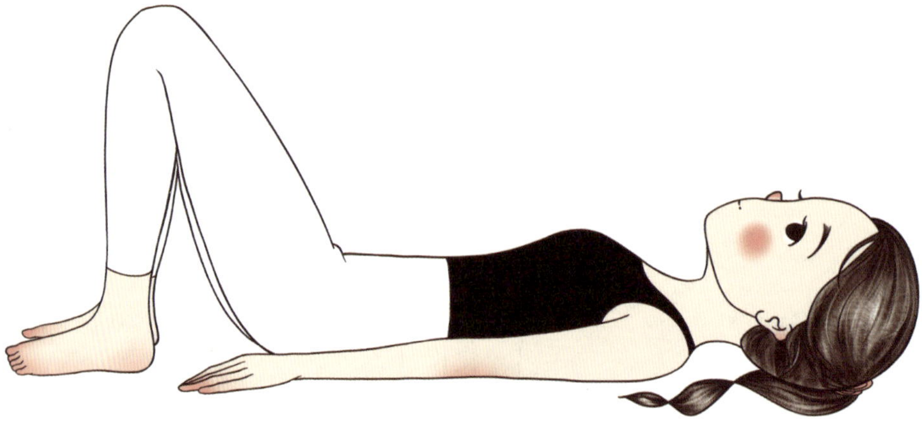

吸气收腹，双掌下压，抬起上半身、臀部、双大腿，保持5～10秒，用双肩和双脚撑地。呼气还原，腰背部贴地休息。每组2～3次、每天可做多组。

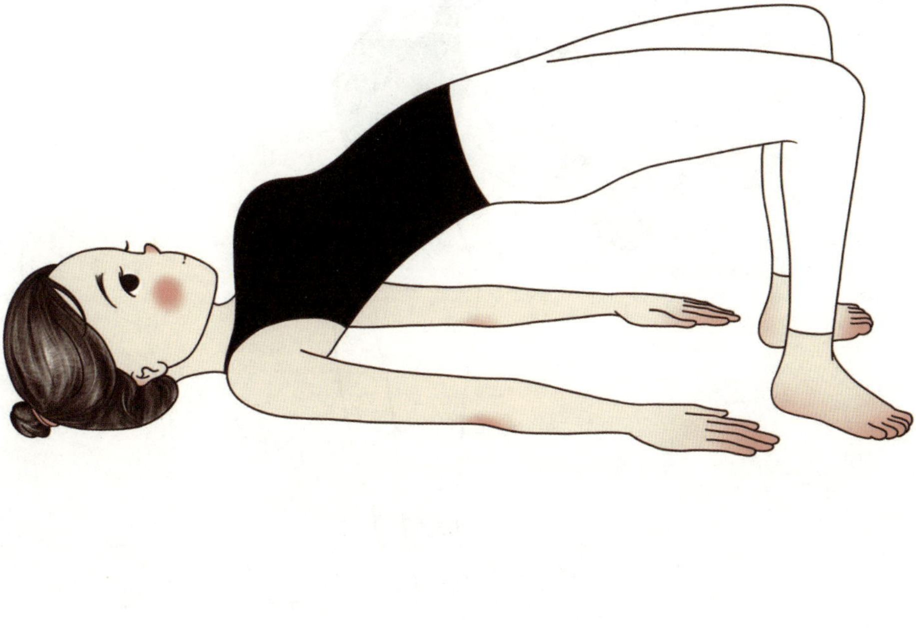

手臂后拉伸

动作指南：

站位，腰背挺直，双手向后伸直，十指交叉于身后，吸气时手臂向上拉伸，保持20～30秒。每组3～5次，可做多组。

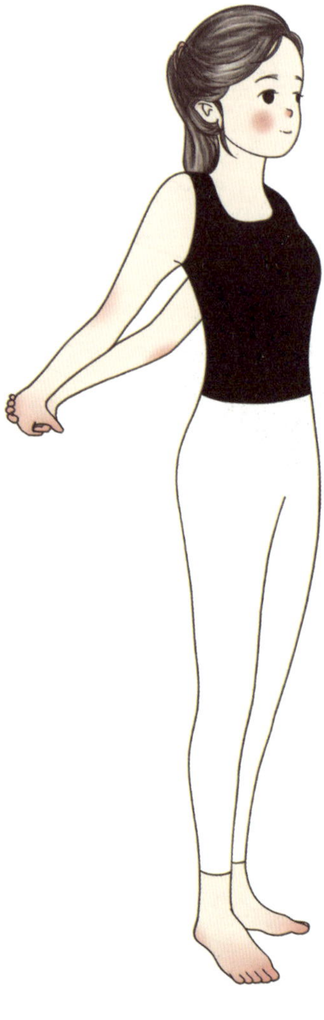

十一、便秘

便秘，也是很多办公族生活中常见的症状，是指排便次数减少、粪便量减少、粪便干结、排便费力等。饮食不当、 精神心理异常、结肠运动功能紊乱、年老体虚等因素均会引起功能性便秘。坚持一些腹部按摩拉伸，养成良好的排便习惯，保持心情愉悦，合理饮食，有利于预防便秘。

屈膝抵胸

动作指南：

仰卧位，两腿并拢伸直，左腿屈膝，收紧腹部，两手抱住左膝部尽量拉向胸部，保持20～30秒放松还原。左右为一组，每组3～5次，可做多组。

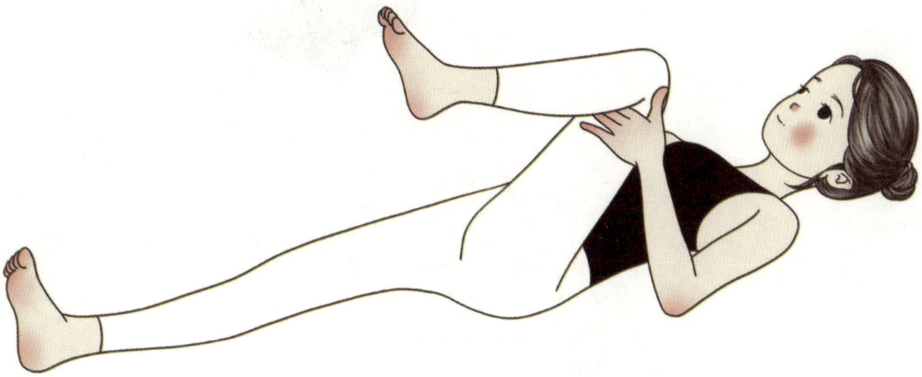

跪姿拉伸

动作指南：

跪姿，身体放松，双腿分开与肩同宽，脚跟离地，脚尖贴地，右手向后伸直握住右脚腕处，左手臂伸直上举，保持20～30秒后还原，感受臀腹部的收紧。左右为一组，每组3～5次，可做多组。

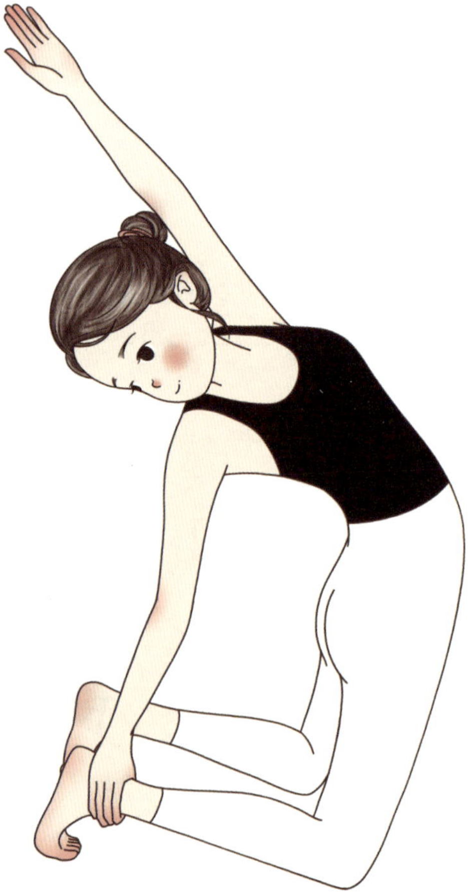

十二、腰部疼痛

腰部疼痛也是现代生活中常见的一种身体亚健康症状，发病人群涵盖年轻人、中老年人，尤以久坐办公族居多。常见病因包括腰肌劳损、腰椎间盘突出、腰背肌筋膜炎、急性腰扭伤等。通过锻炼拉伸腰部可以适当减轻腰部疼痛。

仰卧抬腿

动作指南：

仰卧位，两腿屈膝，右腿向上伸直，两手抓住右膝关节拉向胸部，保持20～30秒后放松还原。换另一侧练习。左右为一组，每组3～5次，可做多组。

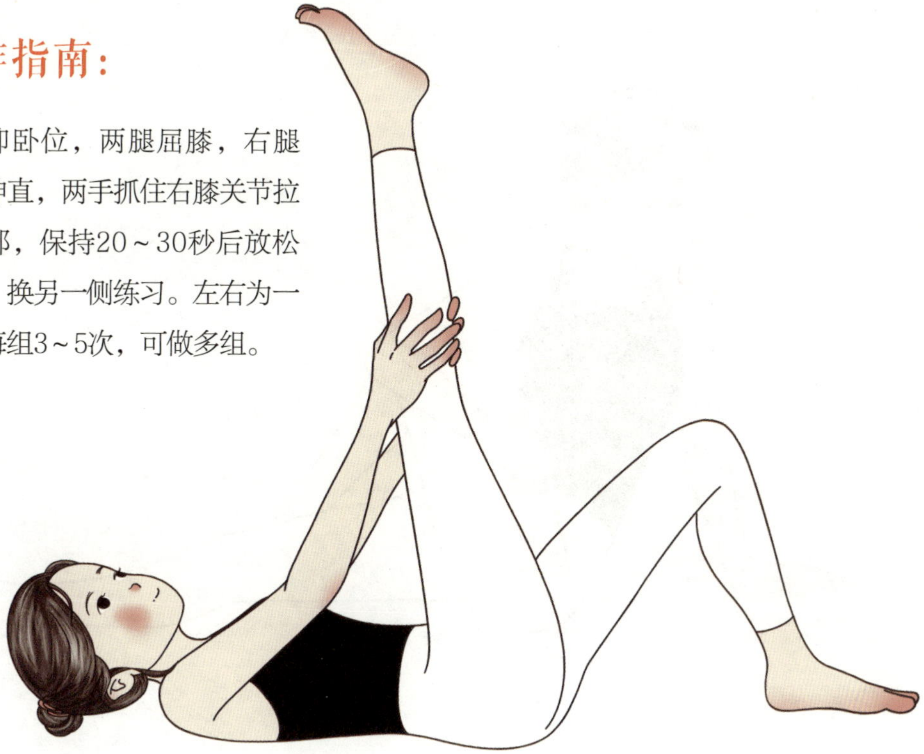

交叉腿拉伸

动作指南：

长坐位，双腿并拢向前伸直，右腿弯曲，将右脚放在左腿外侧，左臂肘部压住右腿膝盖处，右手撑地，上半身向右后方扭转，保持10～15秒。换另一侧练习。扭转上半身时，臀部不要离地，左大腿尽量往胸部拉近。左右为一组，每组2～3次，可做多组。

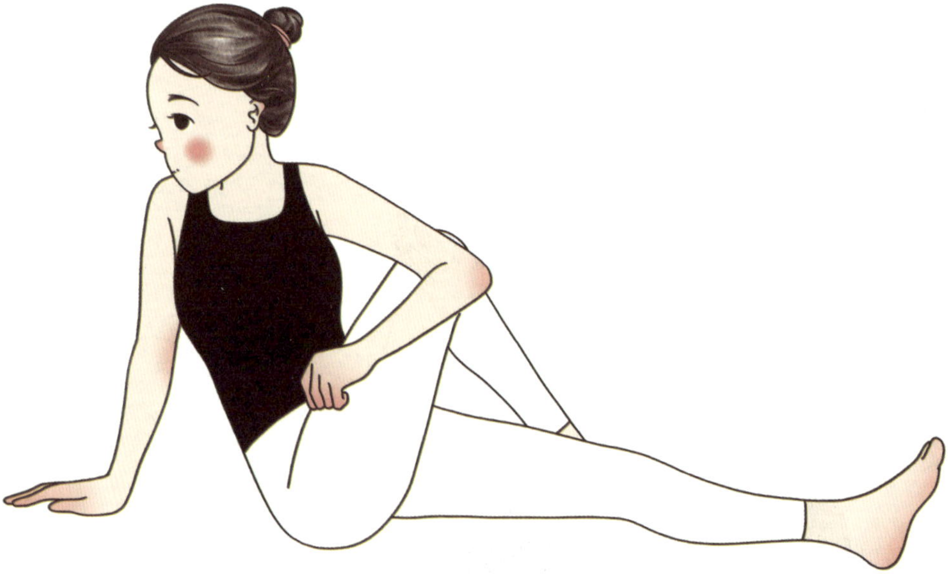

十三、背部疼痛

引起背部疼痛的原因大多是后背肌肉、肌腱损伤，导致劳损性疼痛。一般在静息时疼痛消失，运动时疼痛加重。长期不良的坐姿、睡姿也会引发背部酸痛，如久坐办公族、低头族等。颈椎病、心绞痛、心肌缺血、胆囊炎、胆管炎、肝脏疾病等也会引发背痛。轻微背部疼痛，可通过拉伸来消解。

弯腰拉伸

动作指南：

跪坐，腰背挺直，双腿并拢，脚背朝下，臀部端坐在双脚脚后跟上，双手放在膝盖上，吸气，身体向前弯曲直至额头贴近地面，两臂向前伸直放在地面上，自然呼吸保持20～10秒后还原。每组3～5次，可做多组。

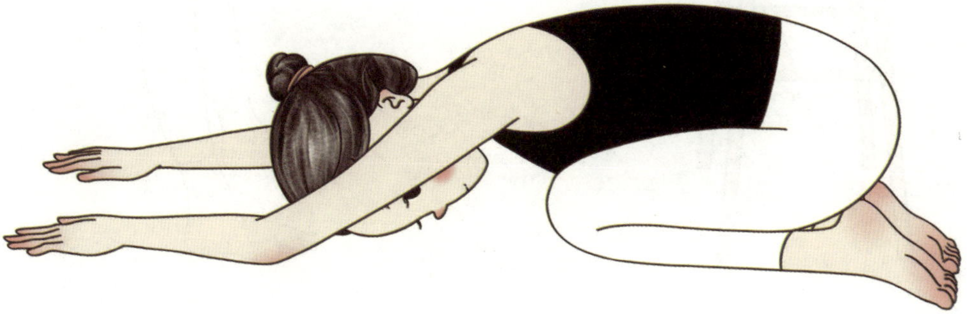

固定牵拉背部

动作指南：

站位，两腿打开与肩同宽。双臂向上伸直，同时带动上半身下压弯曲，双手扶在支撑物（不低于腰部的桌子、高凳、柜子等固定物）上，保持20～30秒，感受背部的伸展。注意腰背尽量与地面平行，手肘绷直，如果完成难度大，可略微弯曲膝盖。每组3～5次，可做多组。

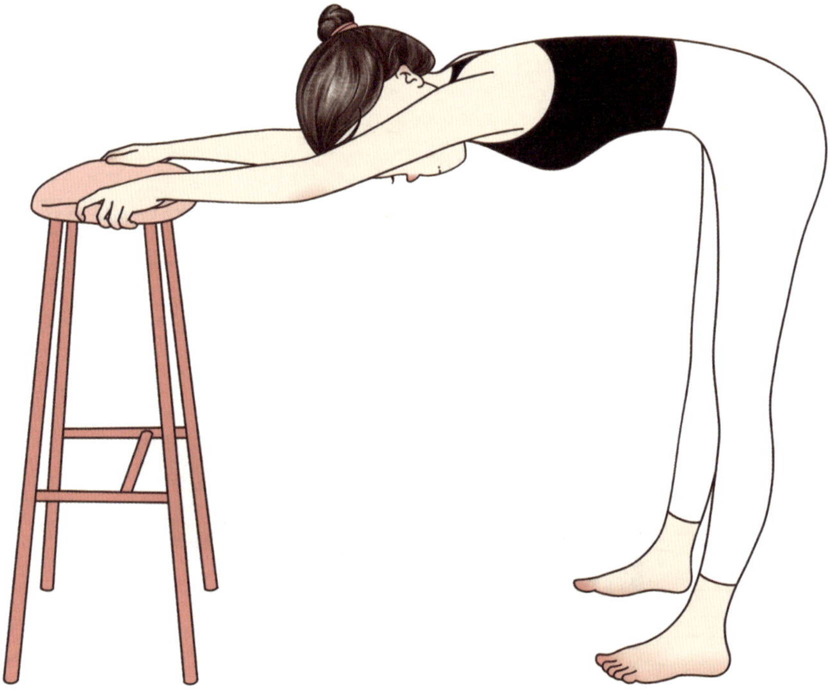

十四、骨盆及臀部疼痛

骨盆及臀部疼痛一般多发于过度的跑步或跳跃运动后，或运动后拉伸不到位，也见于腰椎间盘突出、腰椎退行性疾病、风湿、类风湿性疾病、强直性脊柱炎、盆腔炎等病症。通过拉伸锻炼骨盆及臀部可缓解疼痛。

深蹲前倾

动作指南：

站立，双腿打开约一肩半宽，身体下沉，双手相握，同时两臂肘部放在两膝盖上侧，两膝关节略向外弯曲，然后上半身向前倾，用手肘将两个膝盖向外推，保持10～30秒。感受骨盆的打开。每组2～3次，可做多组。

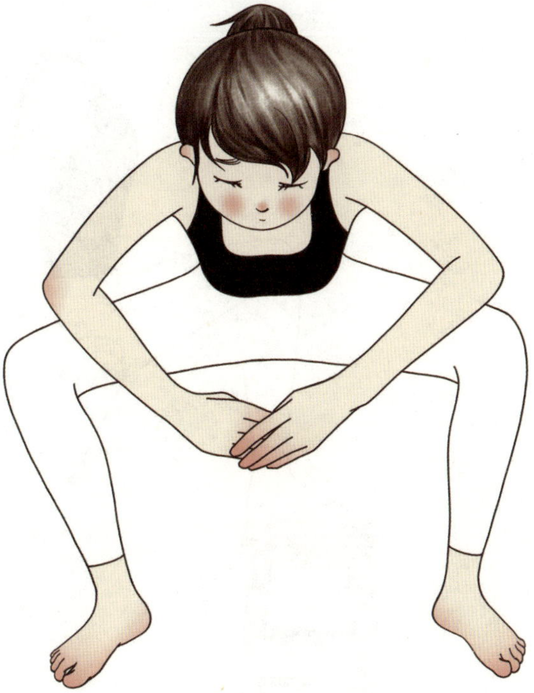

台阶拉伸

动作指南：

站位，两手放在臀部两侧，两脚打开与肩同宽。右脚向前迈出放在支撑物（略高一点的凳子、椅子或台阶处）上，上身与地面垂直，感受骨盆、臀部的拉伸，保持20～30秒后还原。换另一侧练习。左右为一组，每组3～5次，可做多组。

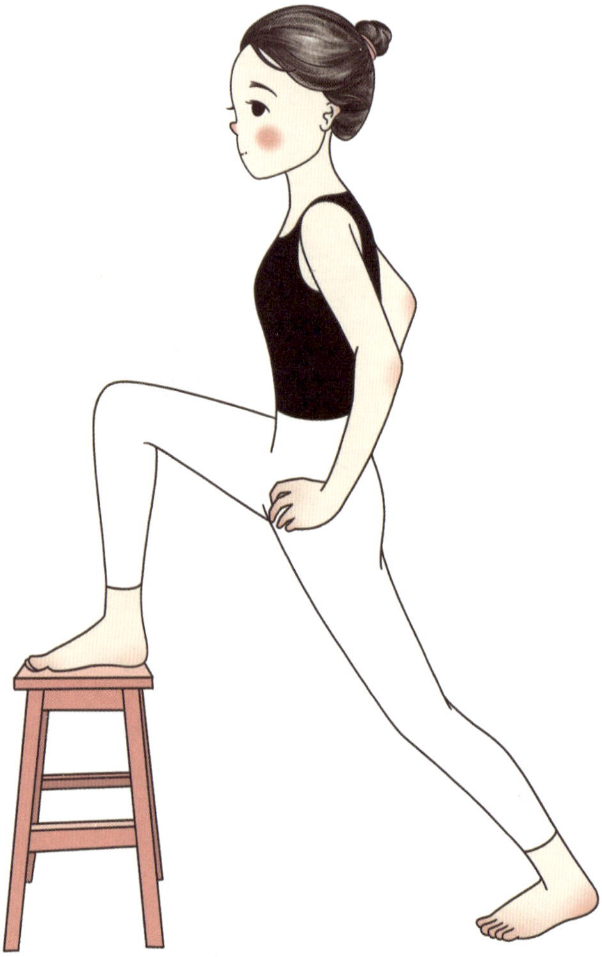

十五、膝关节疼痛

膝关节疼痛通常伴有膝关节肿胀、伸屈功能受限等症状。膝关节滑膜炎或退变、类风湿性关节炎、关节韧带软组织损伤、膝关节半月板损伤、外伤等病症均可引发膝关节疼痛。可拉伸膝关节、腿部预防膝关节疼痛。

站立后扶脚

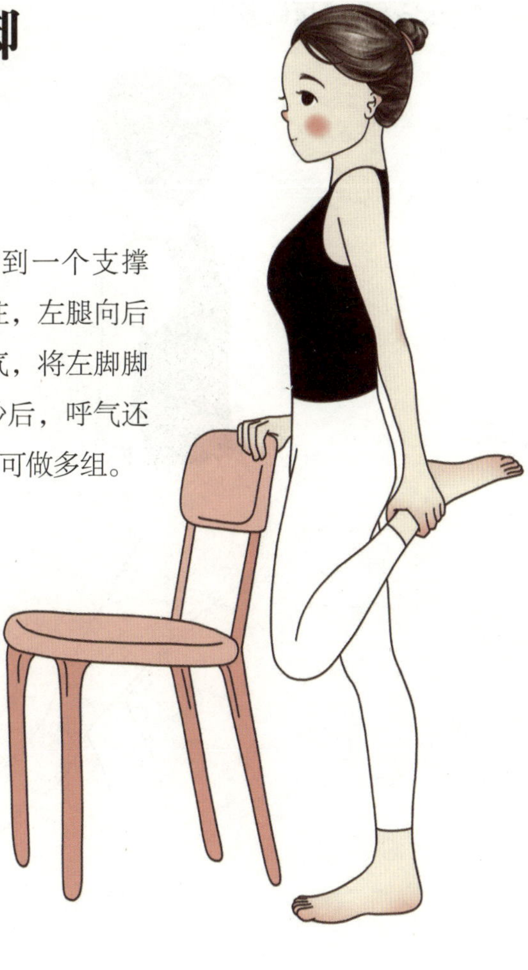

动作指南：

站立，腰背挺直，右手找到一个支撑点（椅背、墙壁、桌子等）扶住，左腿向后屈膝，左手握住左脚踝处。吸气，将左脚脚跟尽量贴近臀部，保持3～10秒后，呼气还原。左右为一组，每组3～5次，可做多组。

单脚前伸

动作指南：

站位，两脚并拢伸直，腰背挺直。右脚向前迈出一步，后脚跟贴地保持右腿绷直，双手放在左大腿处，左腿位置不动略弯曲，臀部往后略下沉，保持20～30秒后还原。换另一侧练习，感受膝关节的最大化拉伸。左右为一组，每组3～5次，可做多组。

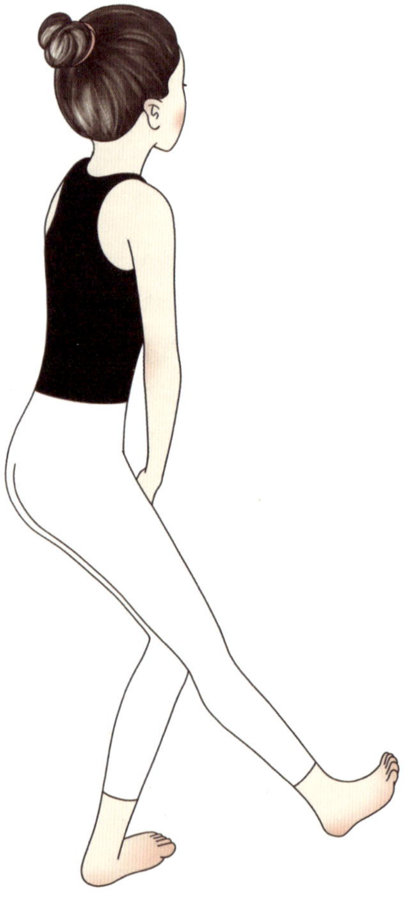

十六、腿部疼痛

导致腿部疼痛的原因也有很多，如长期久坐、久站、久穿不舒服鞋子、跑步损伤等。此外，外伤、骨折、脱位或者软组织挫伤，腰椎间盘突出，椎管狭窄等，骨关节炎、骨质疏松，肌肉、筋膜、韧带的慢性损伤，动脉栓塞，静脉曲张，骨髓炎等疾病都可能引起腿部疼痛。轻度腿部疼痛可通过拉伸锻炼来缓解。

脚尖着地拉伸

动作指南：

跪姿，四肢撑地，双手打开与肩同宽，两膝盖跪地打开，距离与臀部同宽，两脚跟离地，两脚尖支撑地面，然后后移身体直至坐在两小腿上，保持10～30秒，感受腿部后侧和足底的张力。每组2～3次，可做多组。

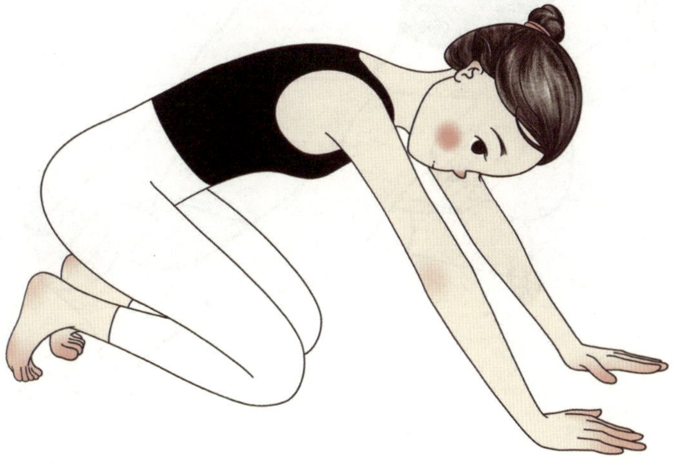

坐式侧牵

动作指南：

坐位，左腿盘腿姿势，右腿向前伸直，上身前倾，右手放在右侧大腿处，用左手向后牵拉右脚背，感受小腿腓骨肌的张力，保持10～30秒后还原，换另一侧拉伸。左右为一组，每组2～3次，可做多组。

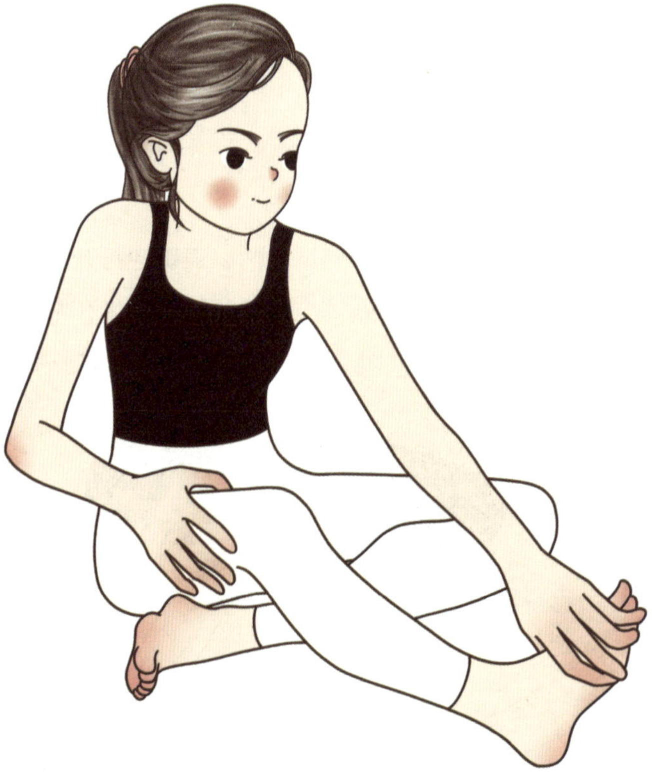

十七、足底疼痛

足底疼痛，发生的原因常见于足底筋膜炎，如长时间穿鞋不当、长跑运动导致运动损伤诱发足底筋膜无菌性炎症。足底的骨质增生、骨刺或扁平足等病症也可引发足底疼痛。平时应注意穿舒适鞋子，热水泡脚，拉伸和锻炼足底肌肉力量。

足底牵拉

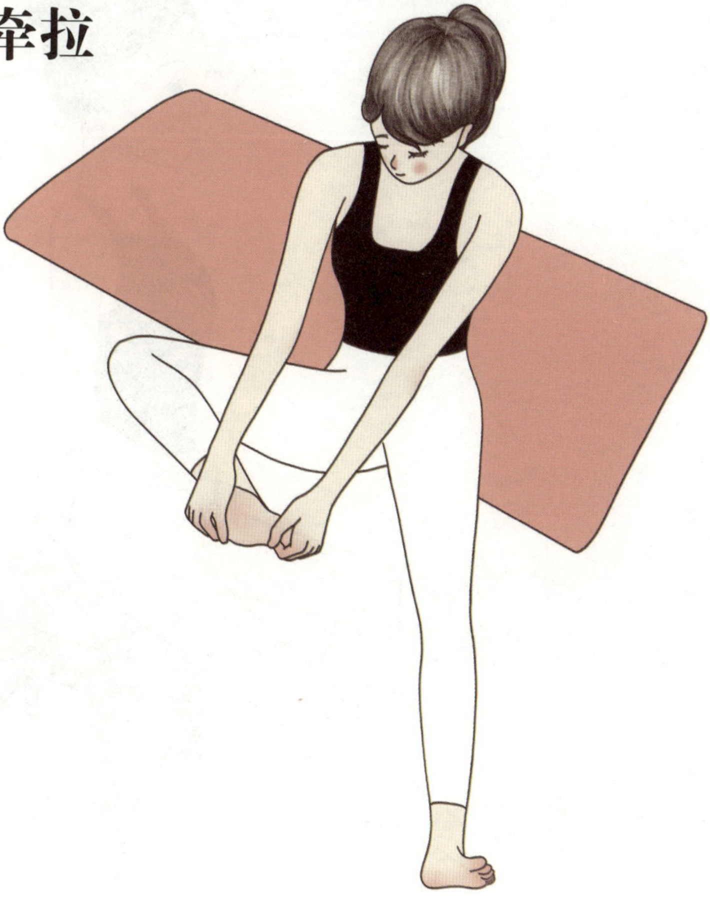

动作指南：

坐位，左腿伸直，右腿屈膝，一手抓住右脚脚尖，另一手抓住脚跟，均向后牵拉，感受足底的拉伸。

勾脚拉伸

动作指南：

坐位，最好坐椅子的前三分之一，全身放松，两手可放在腹部，腰背挺直，右腿屈膝，左腿向前伸直，脚跟着地，脚尖朝上，感受足底的拉伸。坚持40～60秒后还原，换右腿练习。左右为一组，每组5～6次，可做多组。

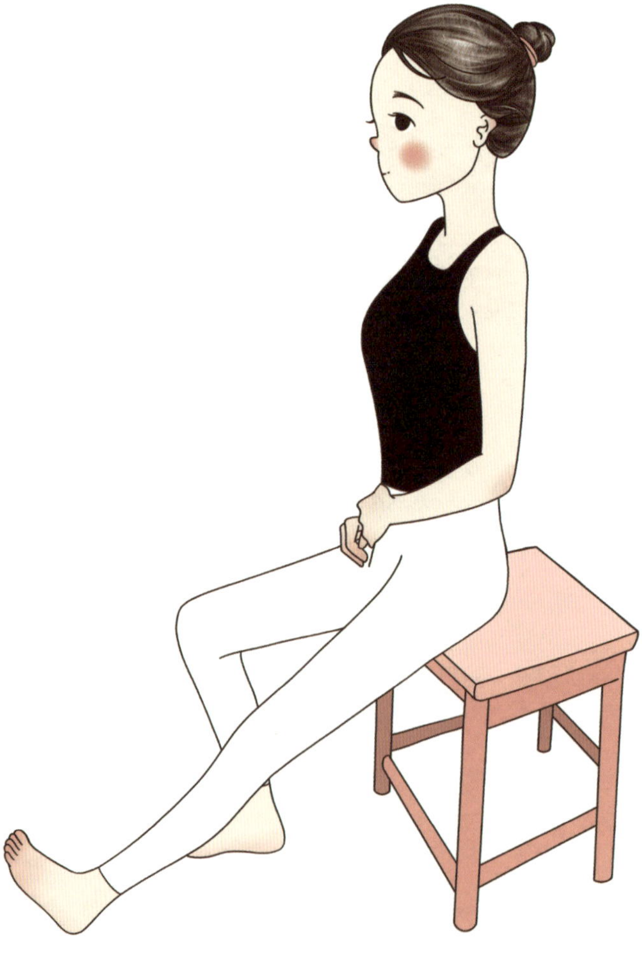

十八、消化不良

消化不良，多见于胃病，是一种胃肠功能紊乱的病症，主要表现为上腹痛、上腹胀、食欲不振、恶心、呕吐等症状。心理、精神不佳，多饮咖啡、浓茶，多食过甜、油腻、生冷、辛辣等刺激性食物，不规律进食、暴饮暴食等不良饮食习惯，均会引起消化不良。

弯腰拉伸

动作指南：

坐位，腰背挺直，双腿并拢伸直，脚尖向上绷直，吸气，上半身慢慢前倾，双手抓住两脚脚趾，两臂伸直，不要含胸驼背，保持20～30秒，呼气还原。每组3～5次，可做多组。

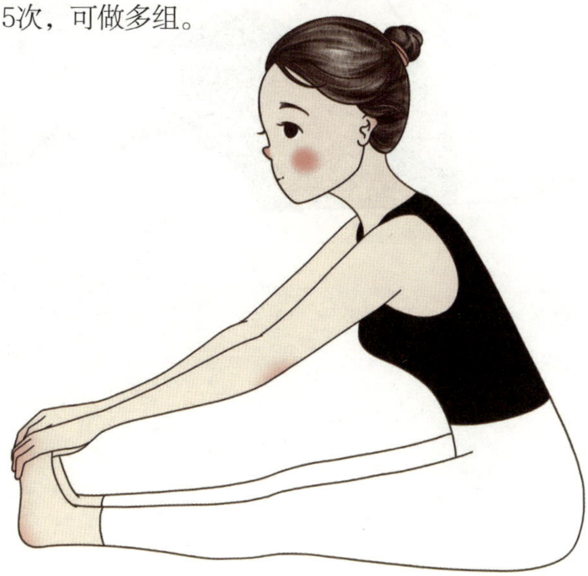

腹部拉扭转伸

动作指南：

仰卧位，两手交叉垫于脑后，手臂、肩部贴地，双腿弯曲。吸气，两膝盖抬起尽力向胸部靠近，呼气，两腿缓慢向右侧下压至腿部全部着地，保持20～30秒后吐气还原，换另一侧练习。左右为一组，每组3～5次，可做多组。

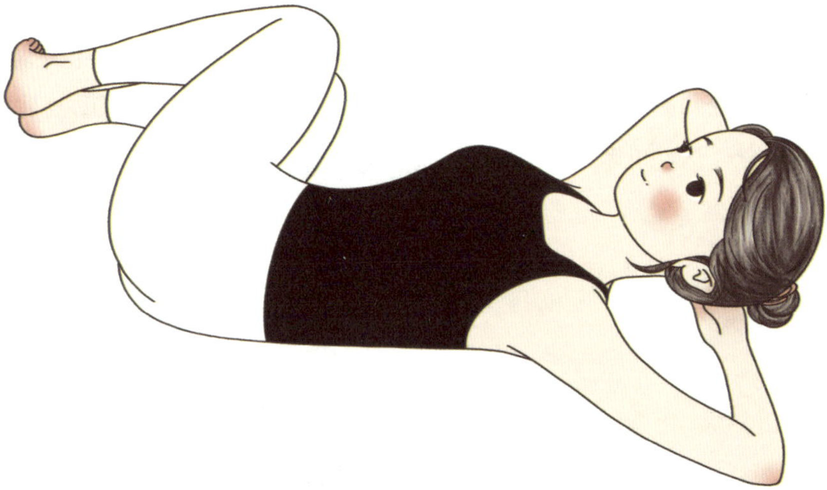

十九、痛经

痛经是女性月经期绕不开的常见病症之一。行经前后或月经期间会出现下腹部疼痛、坠胀，伴有腰酸，重症者会头晕、恶心、乏力、呕吐、腹泻、面色苍白、冷汗不止，甚则昏厥。痛经常与精神、内分泌等因素有关。痛经者经期忌食辛辣生冷的食物，喝一点红糖水，如腹部寒冷可用暖水袋或暖宝宝保暖。

弯腰拉伸

动作指南：

正坐位，腰部挺直，双脚掌相对，双手放在双腿膝盖上，下压双膝，尽量把大腿贴于地上，目视前方。

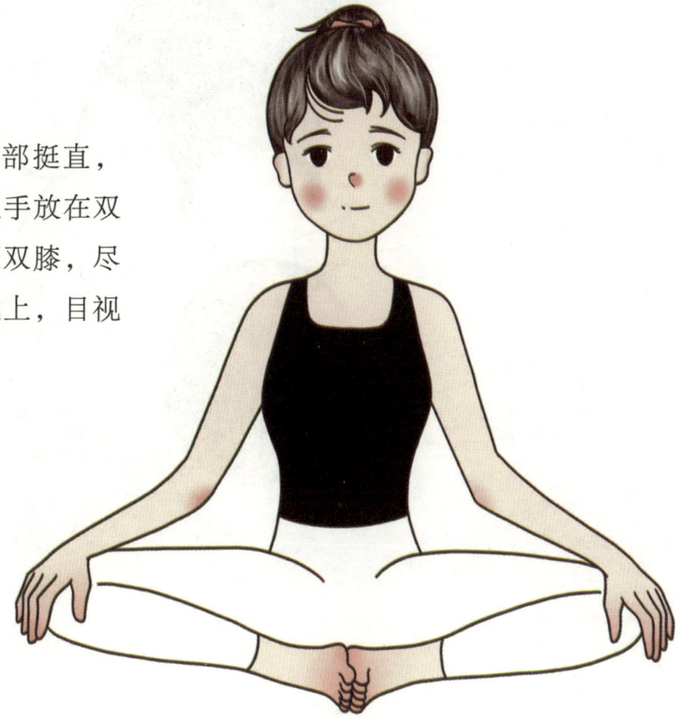

吸气，双手带动上半身向下压，两小臂及手掌贴地，直至额头靠近手背，保持5～20秒，呼气还原。每组为3～5次，可做多组。

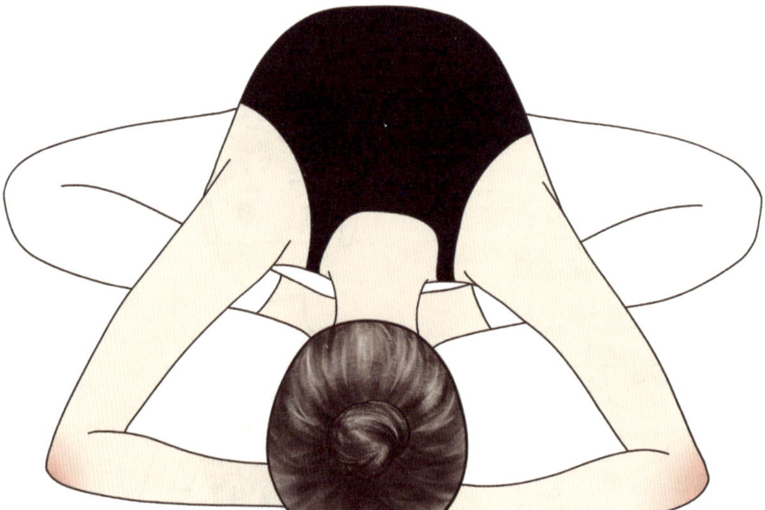

四肢撑地拉伸

动作指南：

四肢撑地跪于地面，两膝打开与肩同宽，吸气，头部向后仰，背、腰部下沉，保持5～10秒，呼气低头，背、腰部弓起，保持5～10秒后放松呈跪坐姿势。

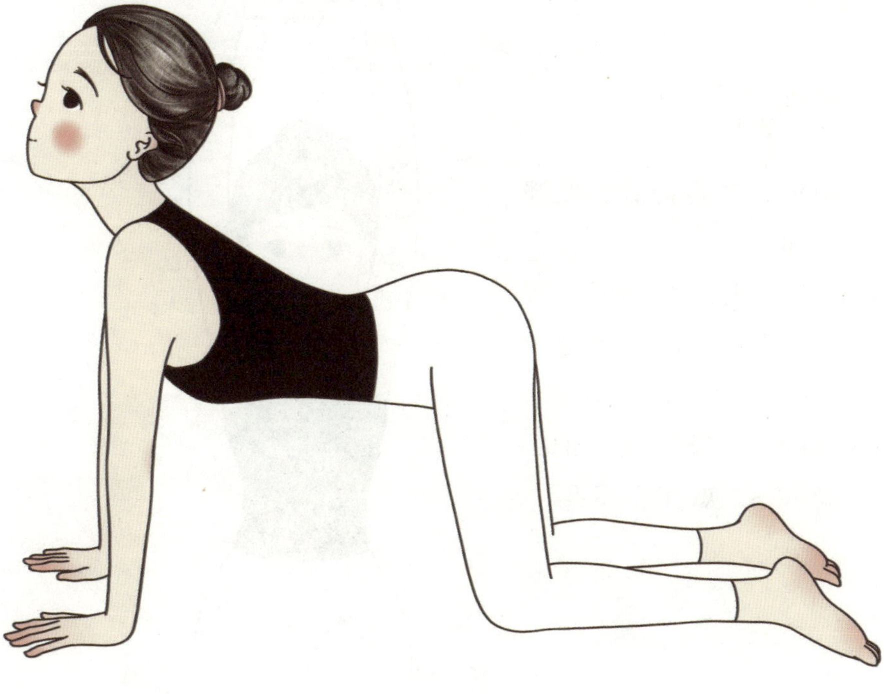

二十、畏寒

人体畏寒，中医认为多是身体受到外在寒邪侵袭，或自身阳虚阴盛或机体机能失调所造成的。现代医学则认为主要源于体内缺铁、末梢循环不足、营养不良等原因。因此，畏寒者应补阳虚，多锻炼拉伸四肢，促进四肢末梢血液循环。

四肢拉伸

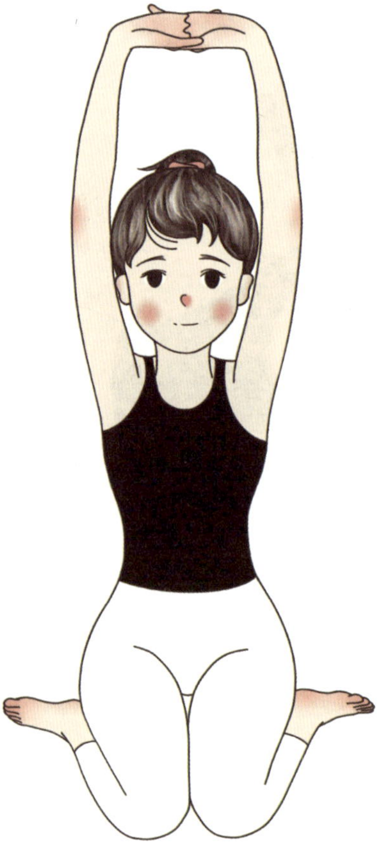

动作指南：

跪姿，腰背挺直，双腿并拢，脚背朝下，臀部端坐在双脚脚后跟上，目视前方。吸气，双手十指交叉向上伸直，保持20～30秒。呼气后还原。感受胸腔的打开、脊背的拉伸。每组3～5次，可做多组。

举臂拉伸

动作指南：

站位，左腿向前迈出一步，两腿呈弓步。吸气，双臂合十向上尽力举起，下压腿部，保持5～10秒。呼气，收紧腹部，保持5～10秒后还原，换另一侧练习。左右为一组，每组3～5次，可做多组。

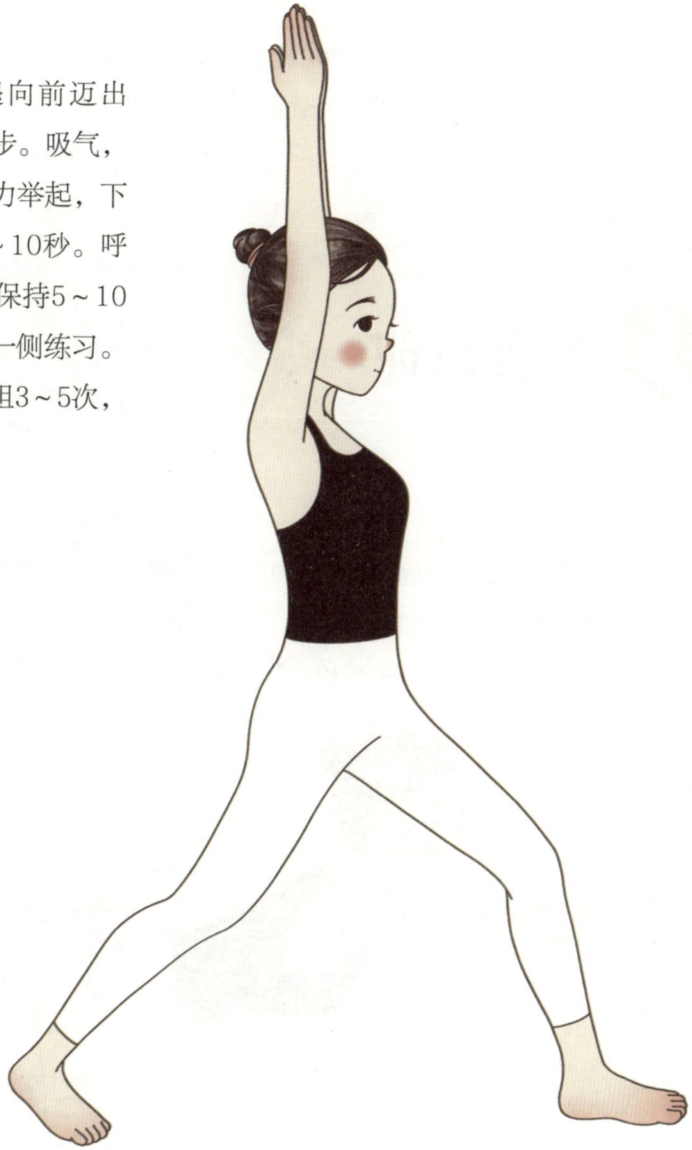

二十一、注意力不集中

注意力不集中，注意力难以持久，是由于长时间工作或生活压力过大，情绪焦虑、抑郁，从而影响心情、记忆力；或由于神经衰弱、失眠、睡眠不足导致精神不佳；也可能因为长期酗酒或滥用药物，造成脑功能受损，导致大脑工作效率降低。应通过全身拉伸，活跃大脑，促进血液循环，提高注意力。

跪姿拉伸

动作指南：

跪姿，双手撑地，两膝跪地与肩同宽，吸气，右腿抬起尽量使大腿与地面平行，右小腿与地面垂直。同时，左臂向前伸直拉伸，头抬起看向上方，右臂仍然伸直撑地，保持5～10秒后呼气还原。左右为一组，每组3～5次，可做多组。

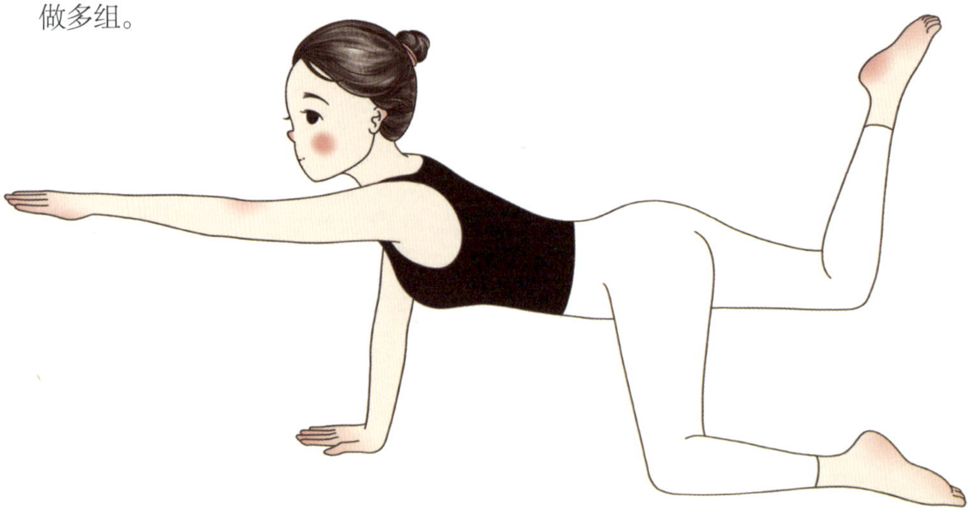

站姿拉伸

动作指南：

站位，腰背挺直，两脚打开与肩同宽，两手自然垂放于身体两侧。吸气，两手掌心相对举过头顶向上伸展，头向后仰，同时踮起脚跟，保持3～5秒后呼气慢慢还原。每组2～3次，可做多组。

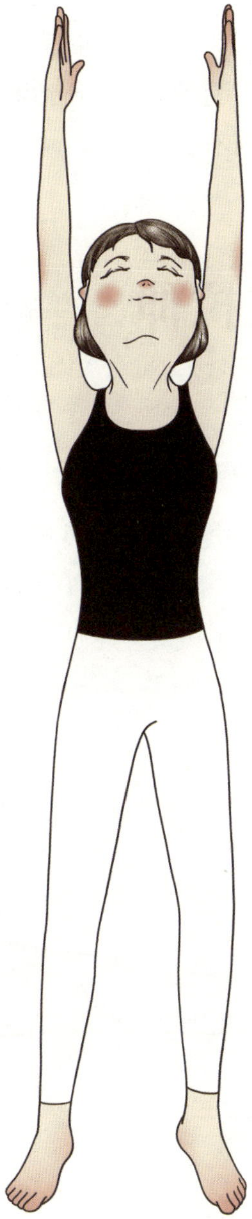

二十二、驼背

驼背，是一种较为常见的脊柱变形，多见于老年脊椎变形、佝偻病、强直性脊柱炎等疾病。有的驼背属于活动性驼背，能够被纠正，如青少年含胸驼背。固定性驼背则不能被纠正。

四肢拉伸

动作指南：

仰卧位，双腿并拢伸直，双臂自然放在身体两侧，吸气，以两臂肘部支撑，将胸、腰部向上缓慢抬起，头往后仰，以头顶贴地，臀部以下不要离开地面，保持3～7秒后呼气缓慢还原。每组1～2次，可做多组。

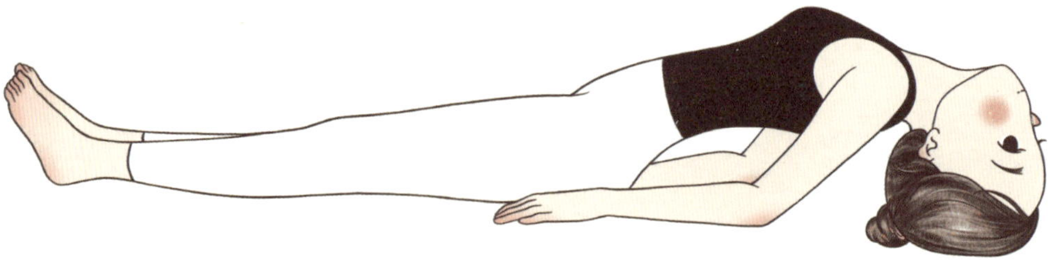

开肩拉伸

动作指南：

站位，双腿并拢，腰背挺直，双手交叉抱住后脑，吸气，两臂同时向后伸展，感受背部的收紧、胸腔打开，自然呼吸保持20～30秒。每组3～8次，可做多组。

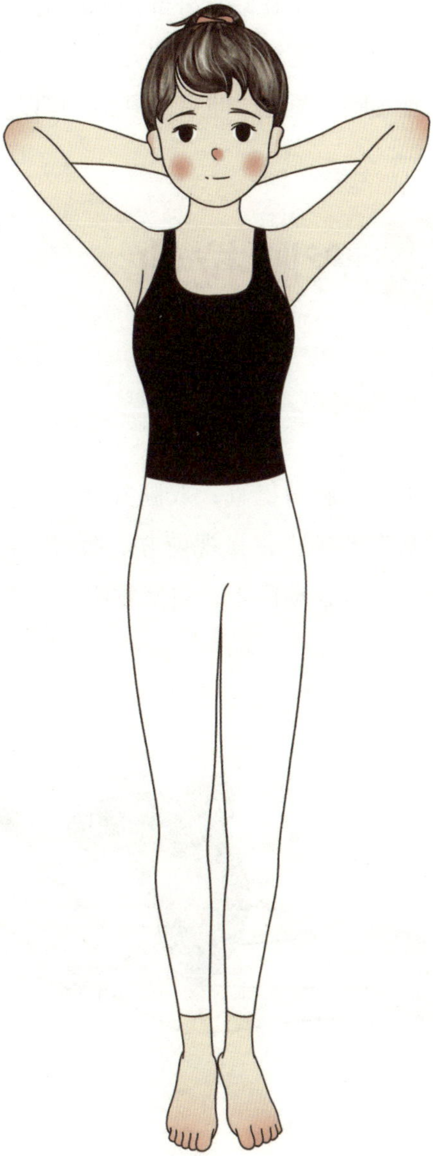

二十三、耳鸣

耳鸣，是指在缺乏外部声源的情况下，感觉自己耳内或颅内产生嗡嗡、嘶鸣等声音。这种声音可以是一种或多种，而且会持续。听力下降的患者也会出现耳鸣。通过拉伸头、颈部，可以改善耳鸣症状。

弯腰拉伸

动作指南：

跪坐，腰背挺直，双腿并拢，脚背朝下，臀部端坐在双脚脚后跟上，双手放在膝盖上，目视前方。吸气，身体向前倾直至额头贴住地面，两臂向前伸直放在地面上，自然呼吸，保持20～10秒后还原。每组3～5次，可做多组。

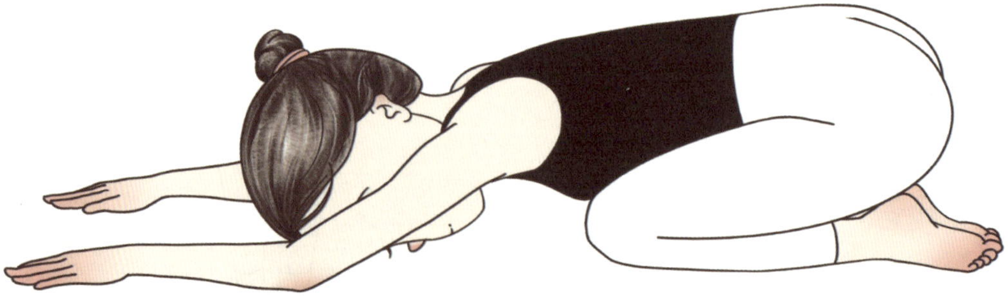

四肢撑地拉伸

动作指南：

跪姿，双手撑地，向前弯腰，以头顶贴于地面，双腿伸直以两脚尖支撑，臀部抬起，身体呈倒“V”字形，保持3～5秒。避免头部受伤。每组练习1～2次，可做多组。

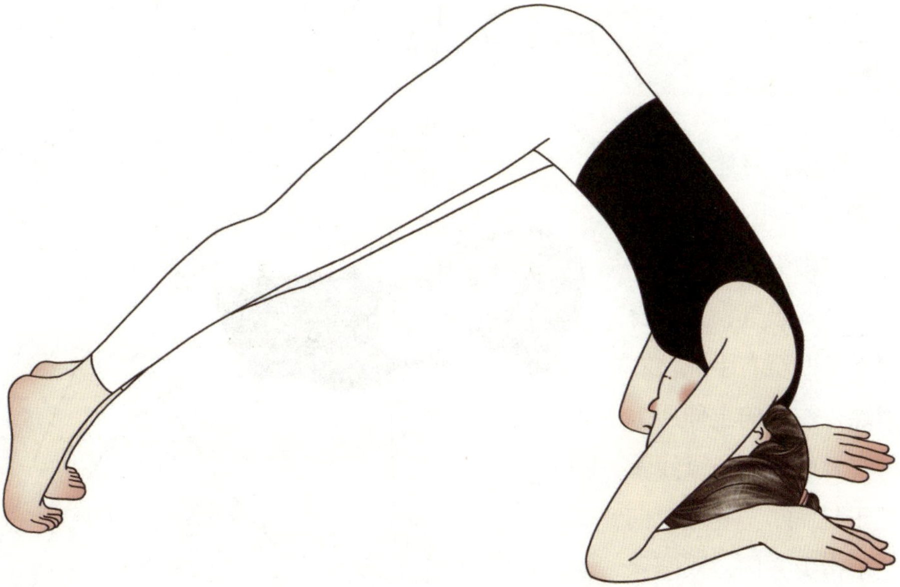

二十四、胀气

胀气，一般是胃肠道疾病的表现症状，边吃边说话、狼吞虎咽的同时如果胃部吸入大量空气，容易导致胀气。胀气常见于消化不良、胃病、食物过敏、摄入过多糖类食品、生活压力大、情绪紧张、缺乏消化酶等因素。拉伸按摩腹部，可以缓解胃胀气。

侧屈拉伸

动作指南：

站位，身体放松，双脚打开距离约两肩宽，右脚尖朝外，双手侧平举。吸气，上半身向下弯曲至右手抓住右脚踝，左臂向上伸展，与右臂保持一条直线垂直于地面， 眼睛看向左手指尖方向，双腿保持绷直，保持3～10秒后还原。换另一侧练习。左右为一组，每组3～5次，可做多组。

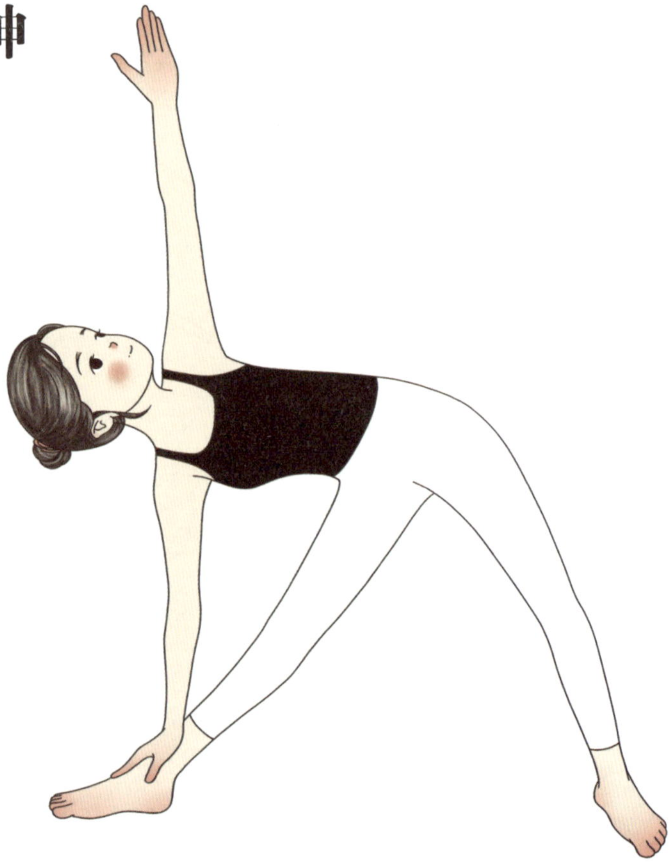

仰卧拉腿

动作指南：

仰卧位，两腿并拢伸直，左腿屈膝，收紧腹部，两手抱住左膝尽量拉向胸部，保持20～30秒放松还原。左右为一组，每组3～5次，可做多组。

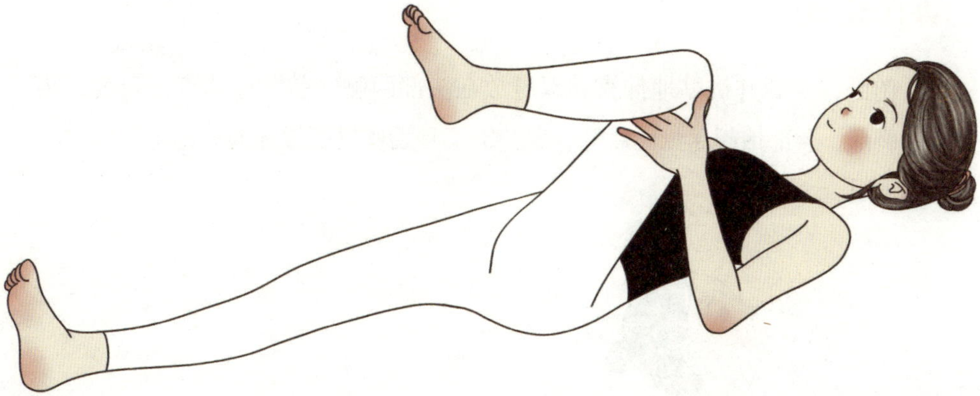

二十五、内分泌失调

人体自身激素的分泌有一定的规律，受环境、季节、昼夜、睡眠、饮食、精神等因素影响。人体会根据这些因素自行调节自身分泌规律。但如果这些因素突然改变，人体免疫力降低，就会出现内分泌失调。通过脊柱、腰部等部位的拉伸，可以改善内分泌失调。

俯卧拉伸

动作指南：

俯卧，两腿并拢贴地伸直，双臂放在头部两侧向前贴地伸直，吸气，头部、胸部、腰部抬起尽量向后仰，保持3～5秒后呼气缓慢还原。每组3～5次，可做多组。

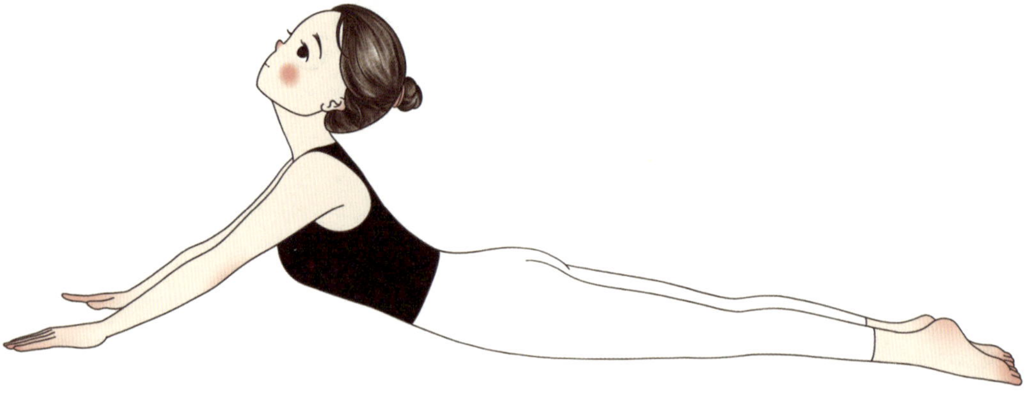

弯腰拉伸

动作指南：

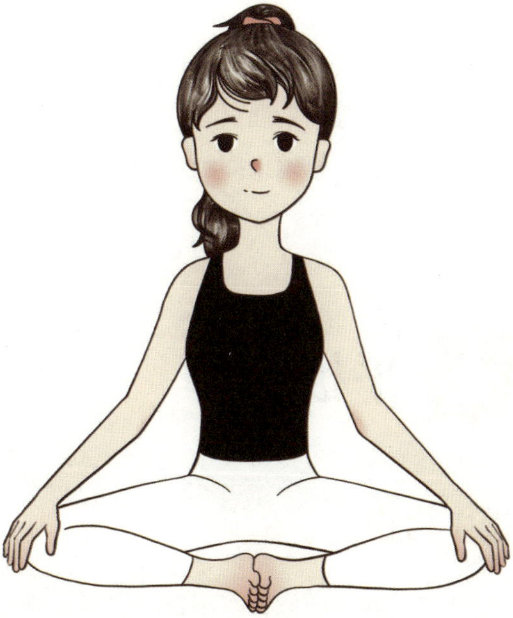

正坐位，腰部挺直，双脚掌相对，双手放在双膝盖上，下压双膝，尽量把大腿贴于地，目视前方。

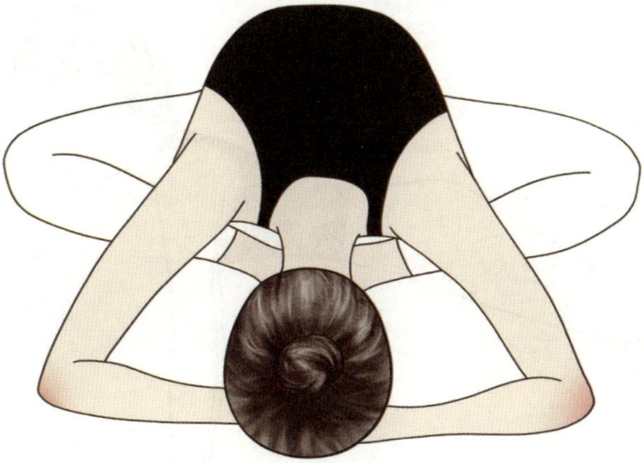

吸气，双手带动上半身向下压，两小臂及手掌贴地，直至额头靠近手背，保持5～20秒，呼气还原。每组为3～5次，可做多组。

二十六、提高免疫力

免疫力是人体自身抗击疾病的防御机制，能够自主识别和消灭外来侵入的病毒、细菌等，处理衰老、损伤、死亡、变性的自身细胞，识别和处理体内突变细胞和病毒感染细胞等。通过运动、科学合理饮食、调节生活作息规律等方法，可以提高免疫力，增强自身对抗疾病的能力。

平板拉伸

动作指南：

吸气，身体前倾，双手臂与肩同宽放于两侧，呼气，左脚与右脚并拢，脚尖点地，两手撑起身体，头颈、背部、臀部、腿部成一条平行线，身体呈斜板状。保持10～30秒。每组1～3次，可做多组。

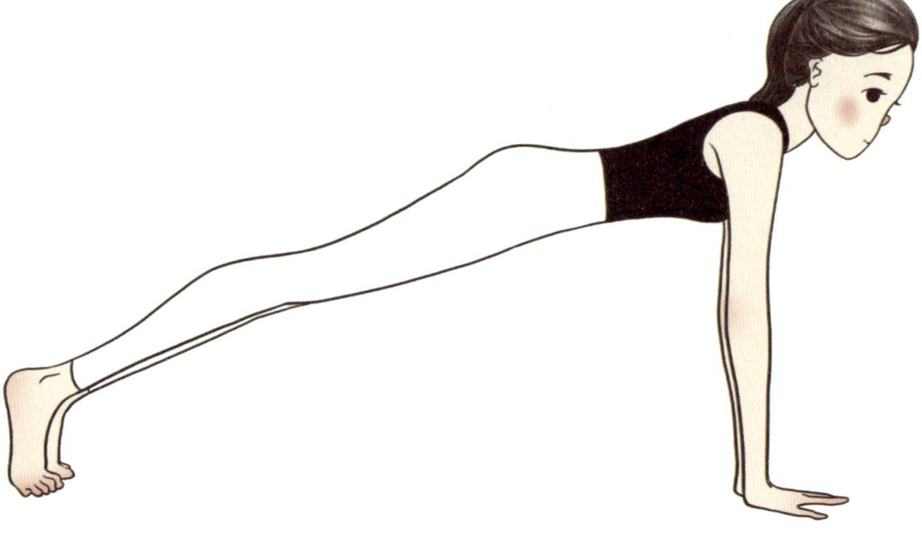

骑马式拉伸

动作指南：

跪姿，吸气，上身抬起，然后屈左膝，右脚向后踏出一大步，右膝盖以下小腿、脚背全部贴地，左小腿保持与地面垂直。呼气，脊柱向后弯曲，挺胸，双手在身体两侧，尽量用指尖去触碰地面。保持 5～10秒。左右为一组，每组1～3次，可做多组。

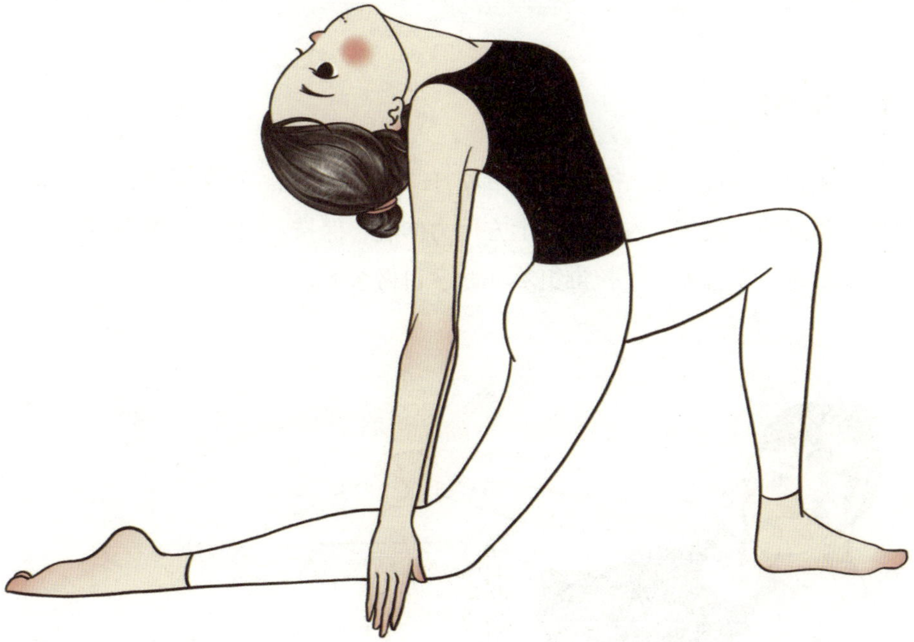

二十七、下肢水肿

下肢水肿，常见于静脉血栓、静脉曲张等肢体血管性疾病，慢性肾脏病、肾功能衰竭引起的体内水钠潴留，肝硬化、肝癌等疾病导致的静脉回流，心力衰竭等心脏疾病，以及孕妇后期四肢水肿等。

通过锻炼和拉伸下肢肌肉力量，可加快下肢血液循环，有效缓解静脉曲张、下肢水肿、小腿痉挛抽筋等。

侧卧屈腿拉伸

动作指南：

侧卧位，以右手肘贴地支撑头部，右腿贴地伸直。左腿屈膝，左手向后抓住左脚踝处，吸气，左腿向后上方用力伸展，保持2～10秒，呼气还原，换另一侧练习。左右为一组，每组3～5次，可做多组。

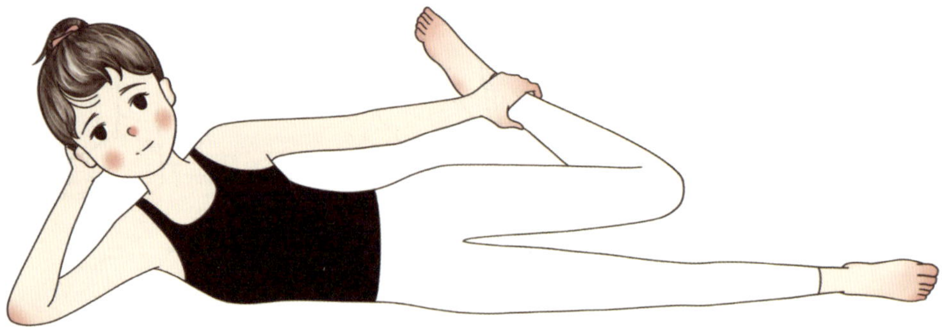

站立后扶脚

动作指南：

站立，腰背挺直，右手找到一个支撑点（椅背、墙壁、桌子等）扶住，左腿向后屈膝，左手握住左脚踝。吸气，将左脚脚后跟尽量贴近臀部，保持3~10秒后，呼气还原。左右为一组，每组3~5次，可做多组。

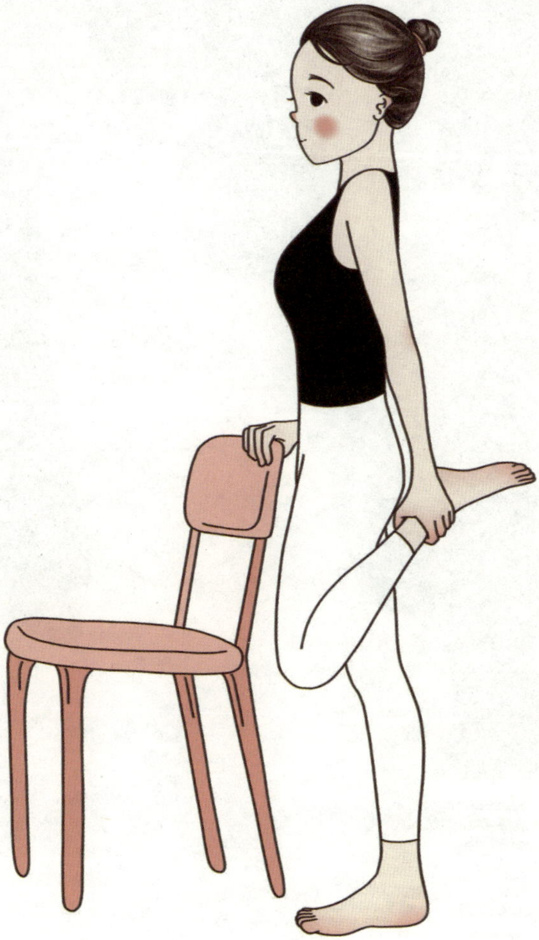

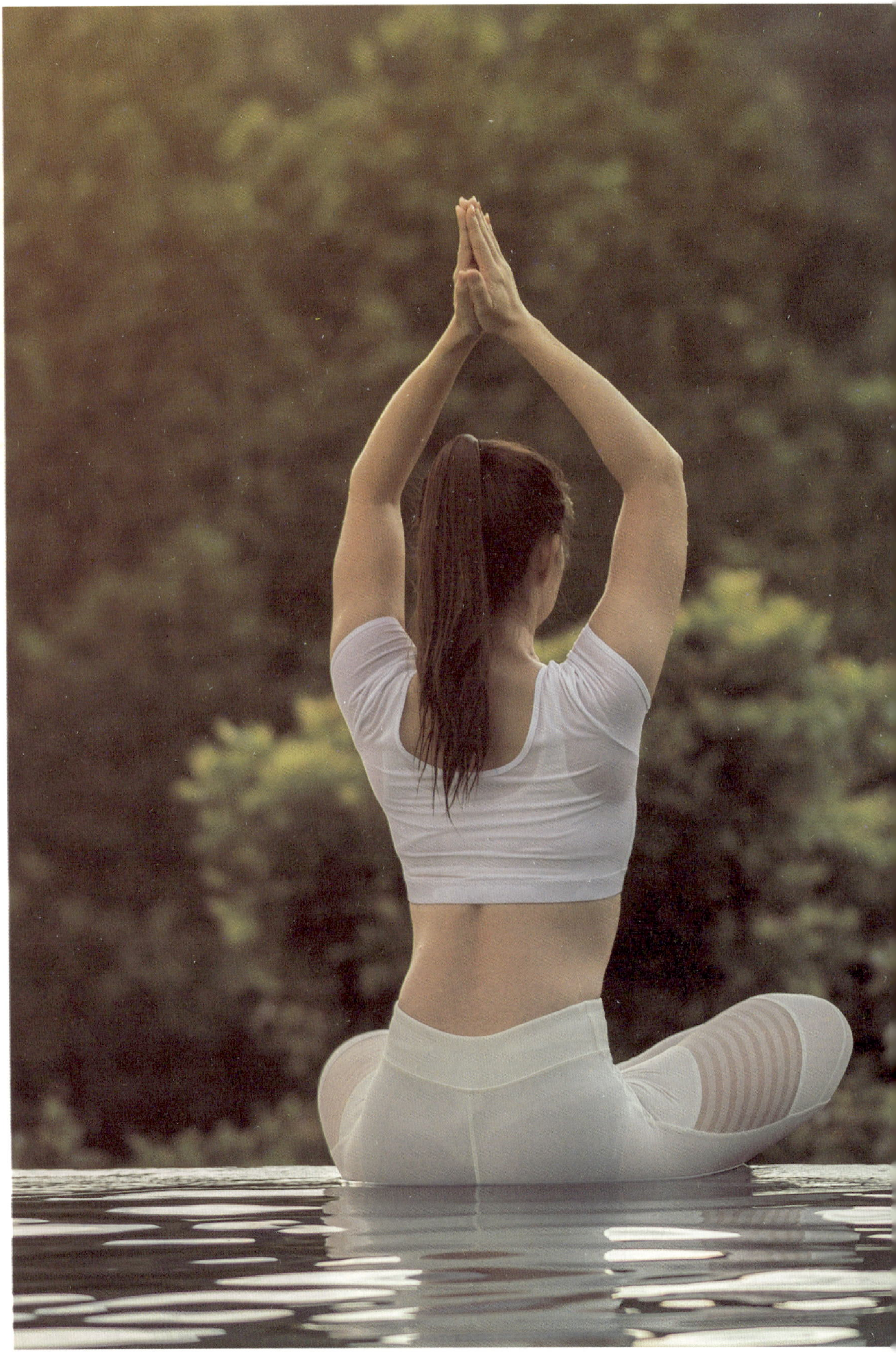

chapter 05

日常拉伸，放松身体

提起运动，也许你会说：“没时间啊，也不知道怎么锻炼才适合自己。”不用担心，本章节将为久坐办公族、青少年、中老年、体力工作者、汽车驾驶员等人群在晨起后、睡觉前、看电视时、做家务前后等时间段提供一整套个性化的可随时随地进行拉伸锻炼的动作。

一、晨起后的拉伸动作

动作指南：

1 仰卧位，双腿并拢伸直，双臂向头顶方向伸直，掌心朝上，四肢同时伸展保持20～30秒，每组2～3次。感受整个身体的舒展。

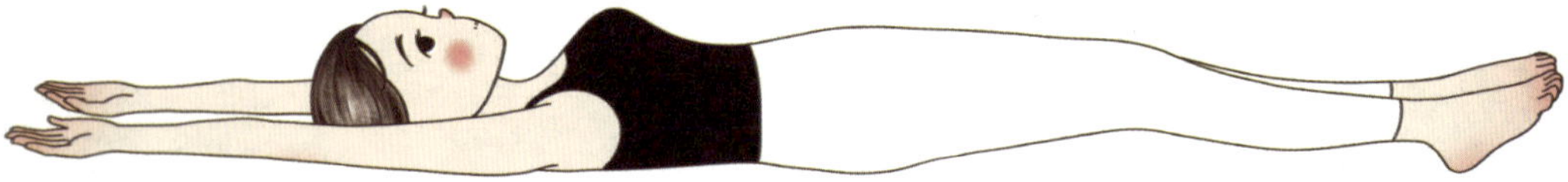

2 仰卧位，两腿并拢伸直，左腿屈膝，收紧腹部，两手抱住左腿膝盖窝尽量拉向胸部，保持20～30秒放松还原。左右为一组，一组3～5次。感受腿部的拉伸。

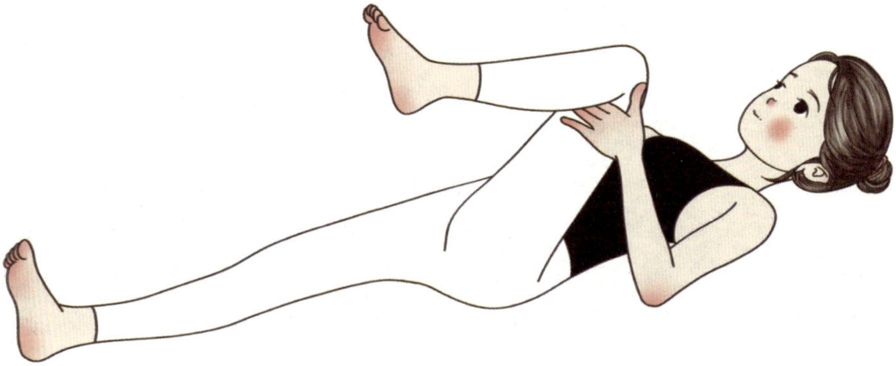

3 坐位，左腿弯曲，双手握住左腿膝盖窝处，向上拉伸，小腿和脚背向前伸直，右腿脚背仍然绷直，保持20～30秒。换另一侧练习。左右为一组，每组3～5次。感受腿和膝盖肌肉的拉伸。

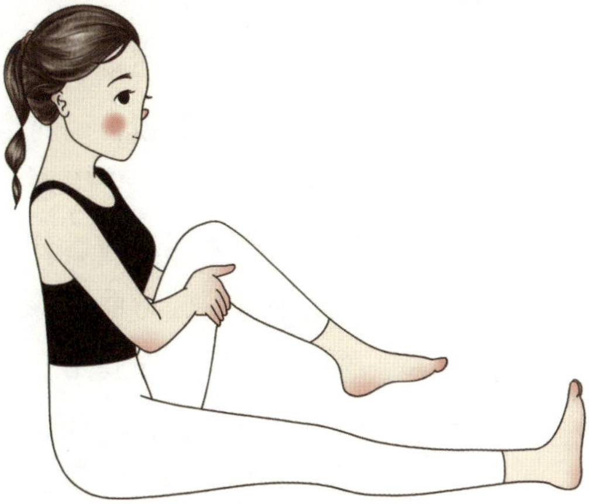

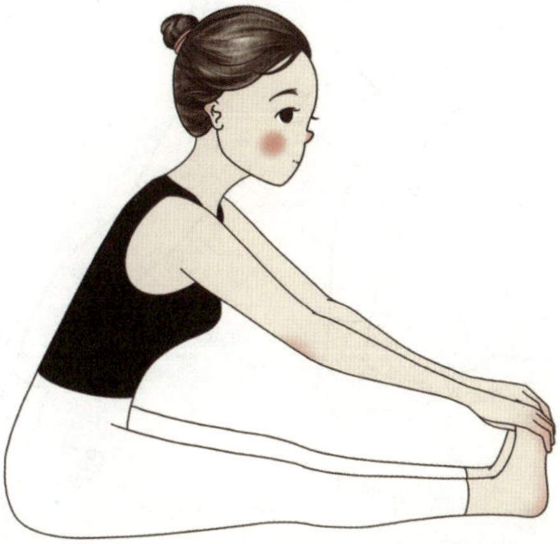

4 坐位，腰背挺直，双腿并拢伸直，脚尖向上绷直，吸气，慢慢弯腰，双手抓住两脚尖处，两臂伸直，不要含胸驼背，保持20～30秒后呼气还原，每组2～3次。感受腰部和腿部的拉伸舒展。

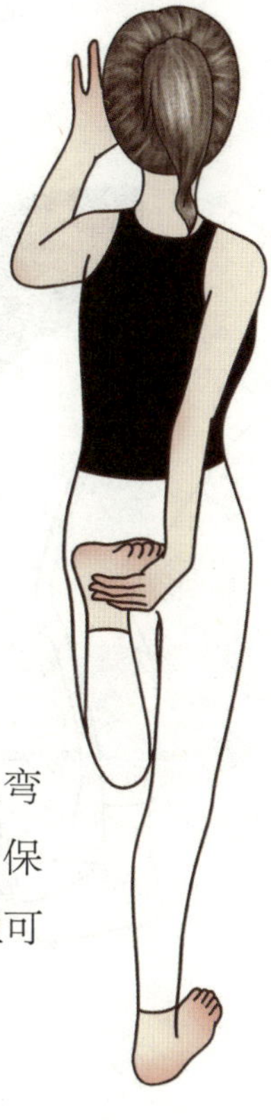

5 站在墙壁前，左手扶住墙面，左小腿向后向上弯曲，右手从腰后边抓住左脚背向上拉伸左小腿。保持20～30秒。换另一侧练习。左右为一组，每组可练习2～3次。感受手臂和腿部的舒展。

6 站在墙壁前，两只手弯曲交叉放在头顶，两肘部和额头同时顶住墙面，双脚大幅度前后分开站立，右腿弯曲，膝盖顶住墙面，左腿用力向后伸直拉伸，保持20~30秒。换另一侧练习。左右为一组，每组练习2~3次。感受腿部的拉伸。

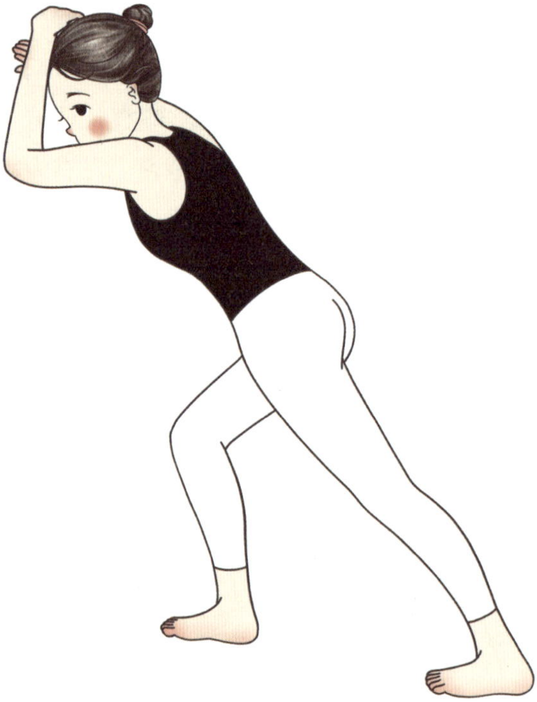

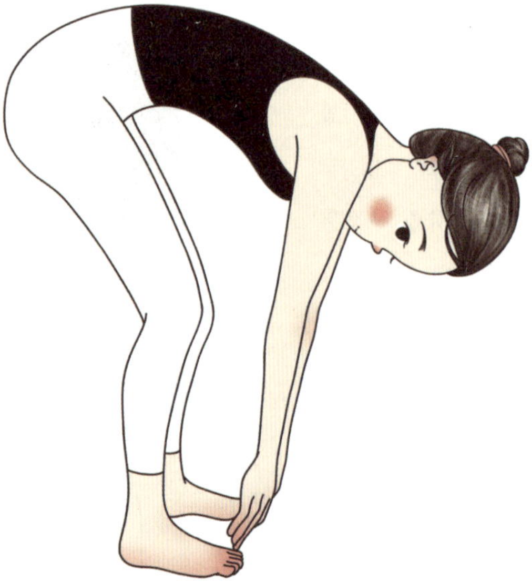

7 站位，两腿打开与肩同宽。双臂带动上半身下压弯曲，双手指尖尽量碰到两脚趾，保持20~30秒，每组2~3次，可做多组。感受背部、手臂和腿部的伸展。

二、久坐后的拉伸动作

动作指南：

1 站位，腰背挺直，双手向后伸直，十指交叉于身后，吸气时手臂向上拉伸，保持20～30秒，每组2～3次，可做多组。感受手臂的伸展。

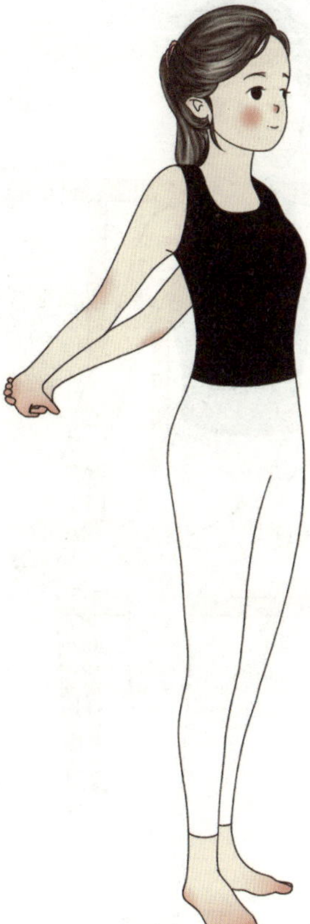

2 站位，双腿并拢，腰背挺直，双手交叉抱住后脑勺，吸气，两臂同时向后伸展，感受背部的收紧、胸腔打开，自然呼吸保持20～30秒，每组2～3次，可做多组。感受两大臂的拉伸。

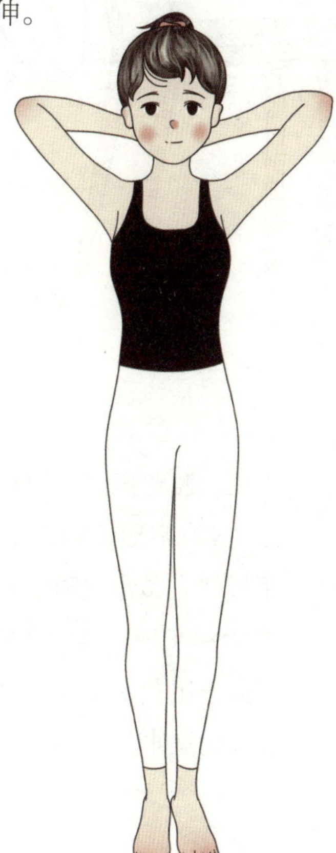

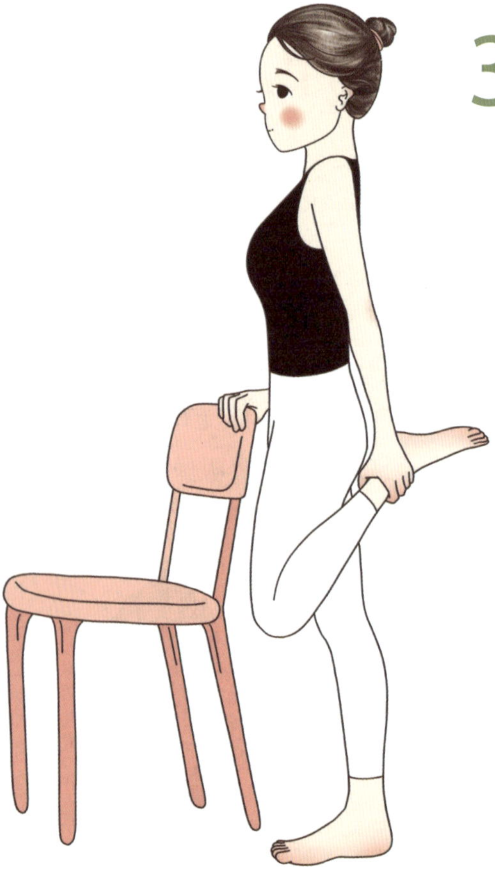

3 站立，腰背挺直，右手找到一个支撑点（椅背、墙壁、桌子等）扶住，左腿向后屈膝，左手握住左脚踝处。吸气，将左脚脚跟尽量贴近臀部，保持3～10秒后，呼气还原。左右为一组，每组2～3次，可做多组。感受腿部的拉伸。

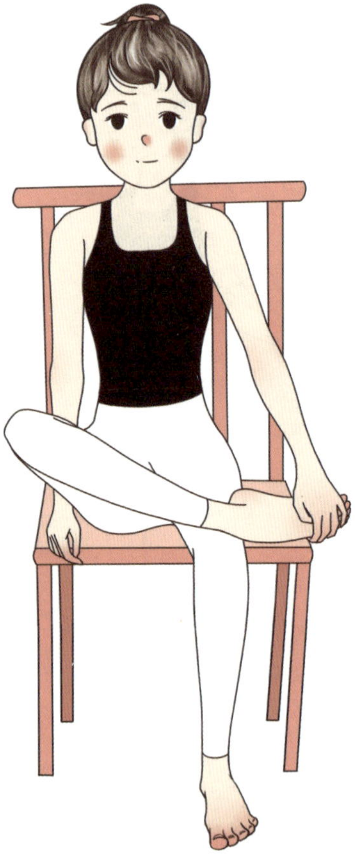

4 坐位，腰背挺直，把右腿放在左腿上呈“4”字形，如跷二郎腿一般，左手扳住右脚背或脚趾处用力拉伸，保持10～30秒。然后换另一侧练习。左右为一组，每组2～3次。感受腿部和脚部的拉伸。

5 站位或坐位，右臂屈臂立掌，掌心朝前，五个手指尽量向上，左手手掌压住右手的四个手指并向后压，右手手掌则向前用力推，相互对抗30～50秒，两手掌交换进行运动。反复1～2次。感受手部的拉伸。

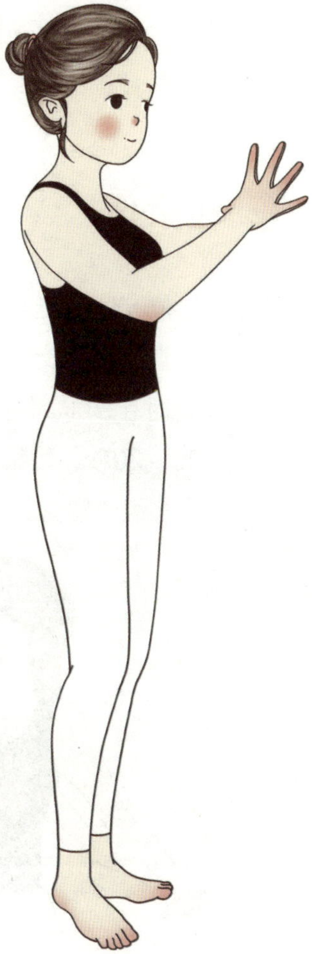

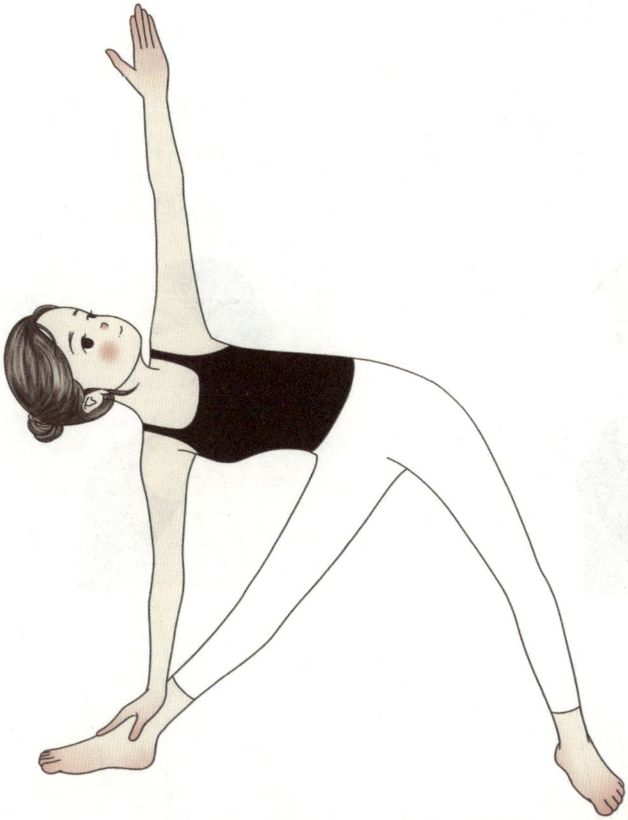

6 站位，身体放松，双脚打开，右脚尖朝外，双手侧平举。吸气，上半身向下弯曲至右手抓住右脚踝处，左臂向上伸展，与右臂成一条直线，眼睛看向左手指尖方向，双腿保持绷直，保持3～10秒后还原。换另一侧练习。左右为一组，每组2～3次。感受手臂、腰部的拉伸。

三、看电视时的拉伸动作

动作指南：

1 站位，腰背挺直，双手向后伸直，十指交叉于身后，吸气时手臂向上拉伸，保持20～30秒，每组2～3次，可做多组。感受手臂的伸展。

2 自然站立，双腿分开与肩同宽。双手放在后腰髋部处，两手掌施力向前推，感受腰髋部的伸展，保持10～30秒，每组2～3次。感受腰部的拉伸。

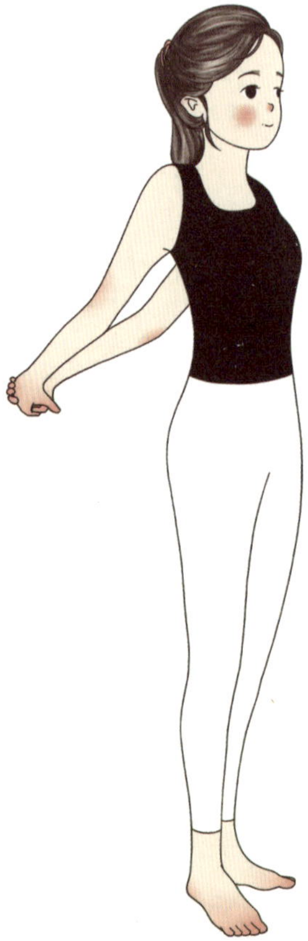

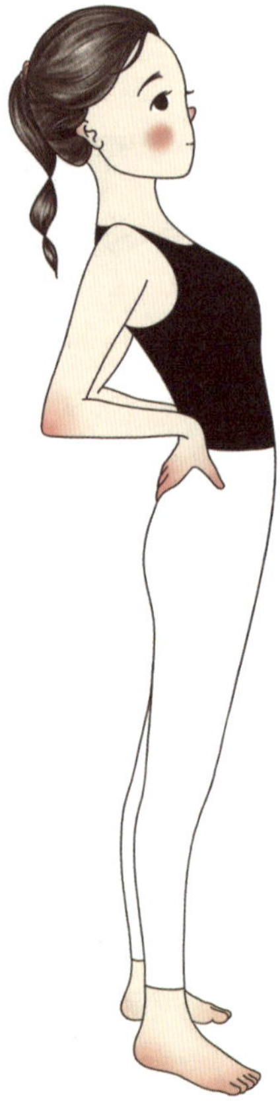

3 站位，左右腿分开两肩宽，双臂自然垂直放在身体两侧，右手臂向上伸直带动身体向左侧弯曲，保持10～30秒，换另一侧练习。左右为一组，每组2～3次。感受手臂、腰部的拉伸。

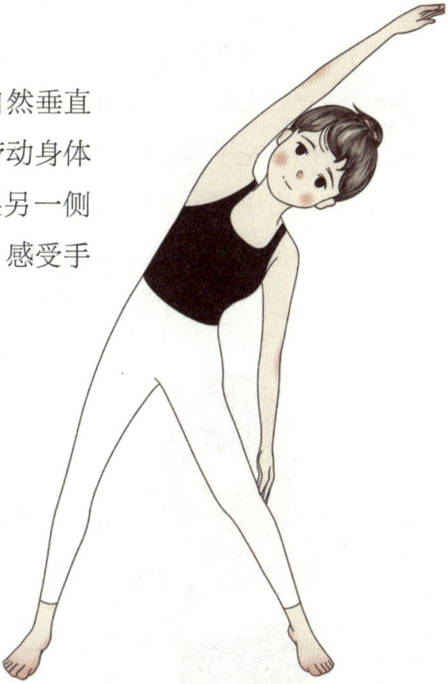

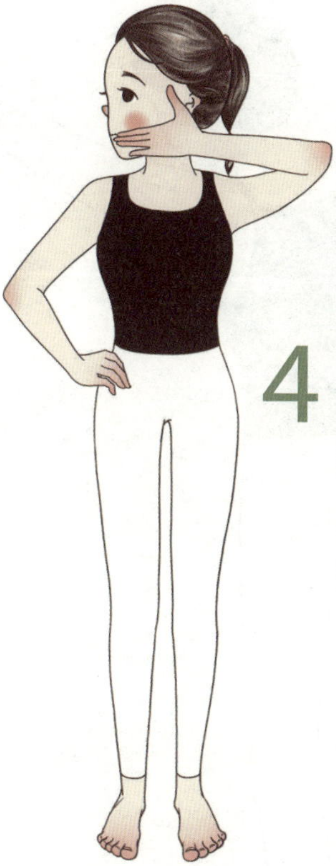

4 站立或坐位，右手叉腰，左臂屈肘与肩同高，左手掌放在左脸颊处，头颈部缓慢向右后侧转动，以感到左颈部肌肉拉伸收紧停止。头颈回正，手臂还原，换另一侧练习。左右为一组，每组2～3次。感受头颈部的拉伸。

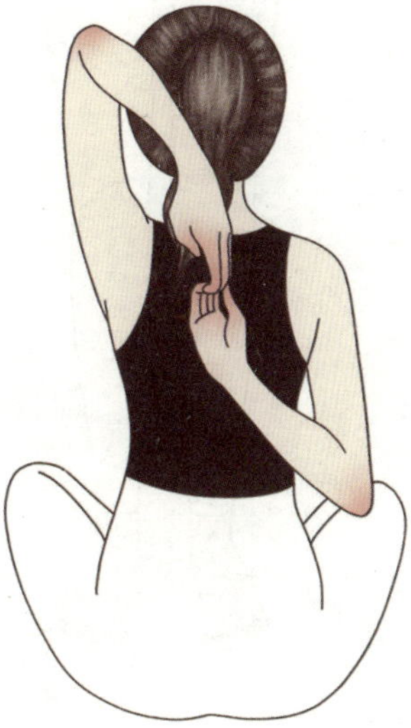

5 坐位，腰背挺直，两手臂以上下方向于背后相扣，向相反方向拉伸，保持10～30秒，每组练习2～3次。感受手臂的拉伸。

6 站立或坐位，右手抬起放在左肩部，左手抓住右手肘部往下拉，右手肘向上做对抗力量拉伸，每侧保持10～30秒，每组2～3次。感受手臂的拉伸。

7 坐位或站位，头颈部向正下方下压拉伸，双肩放松，也可以用两手交叉叠放于后脑勺部位加重拉伸感，保持20～30秒，每组2～3次。感受头颈的拉伸。

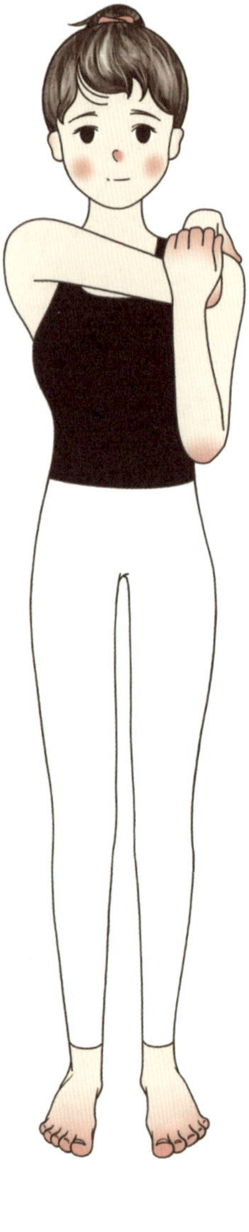

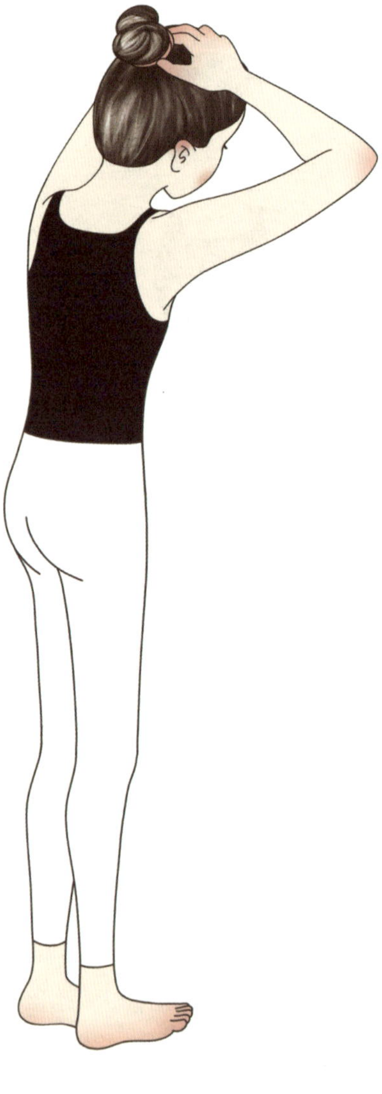

四、家务劳动前后的拉伸动作

动作指南：

1 坐位，最好坐椅子的前三分之一，全身放松，腰背挺直，左腿屈膝，右腿向前伸直，脚跟着地，脚尖朝上，保持10～30秒。换另一侧练习，左右为一组，每组2～3次。感受腿的拉伸。

2 自然站立，两手臂屈肘放在两侧门框上，用力向前压，保持10～30秒，每组2～3次。感受手臂的拉伸。

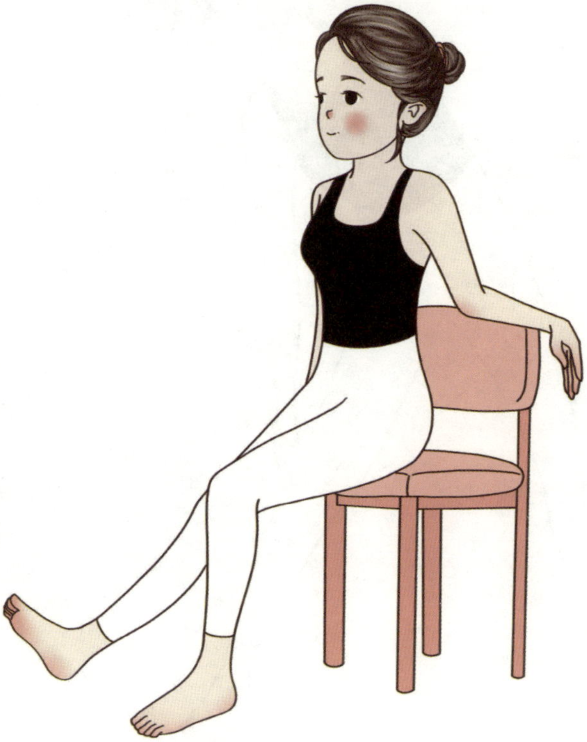

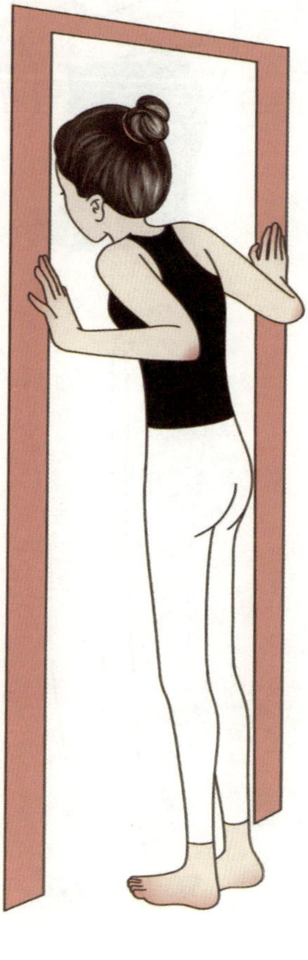

3 站立或坐位，右手抬起放在左肩部，左手抓住右手肘部往下拉，右手肘向上做对抗力量拉伸，每侧保持10~30秒，每组2~3次。感受手臂的拉伸。

4 站位，左右腿分开两肩宽，双臂自然垂直放在身体两侧，右手臂向上伸直带动身体向左侧弯曲，保持10~30秒，换另一侧练习。左右为一组，每组2~3次。感受手臂、腰部的拉伸。

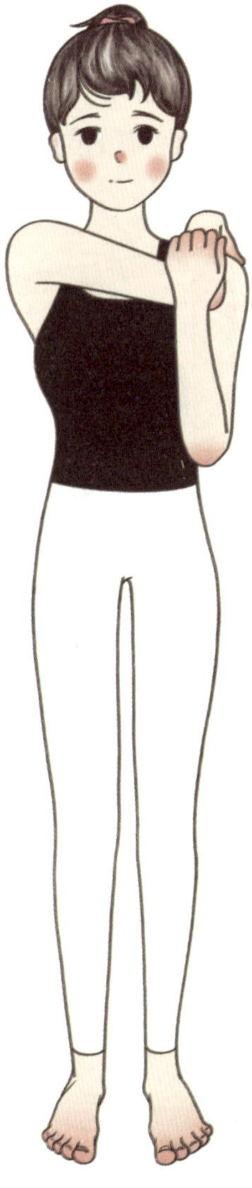

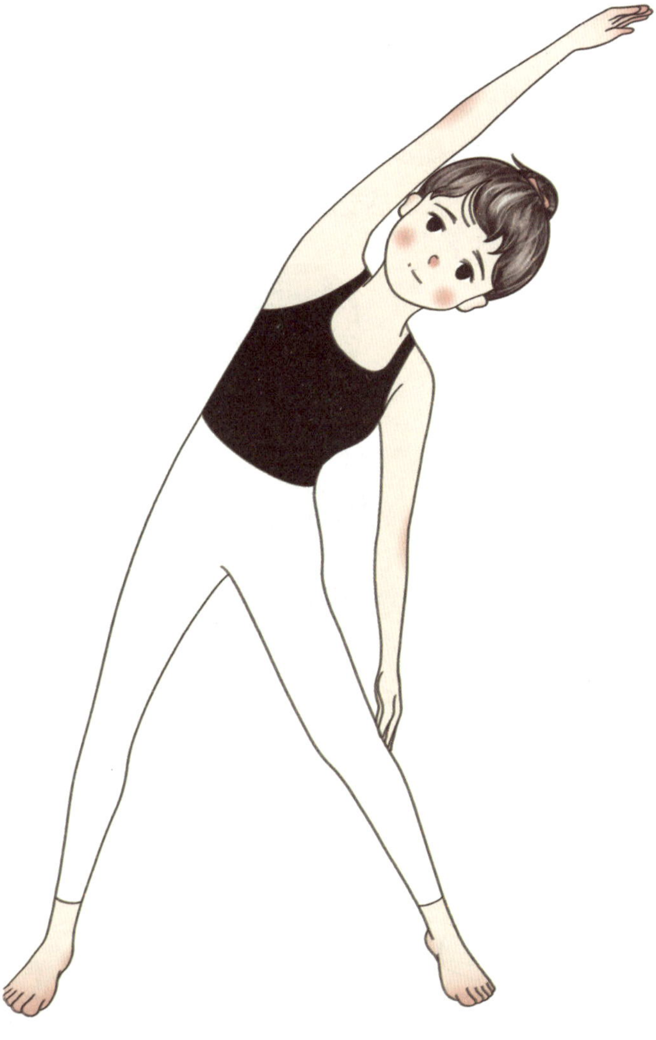

5 站立，腰背挺直，双手向后伸直，十指交叉于身后，吸气时手臂向上拉伸，保持20～30秒，每组2～3次，可做多组。感受手臂的伸展。

6 站立，两脚并拢，两手叉腰，身体放松，吸气时将双脚跟抬起，保持3～10秒，呼气时还原，每组2～3次。感受脚部和腿部的拉伸。

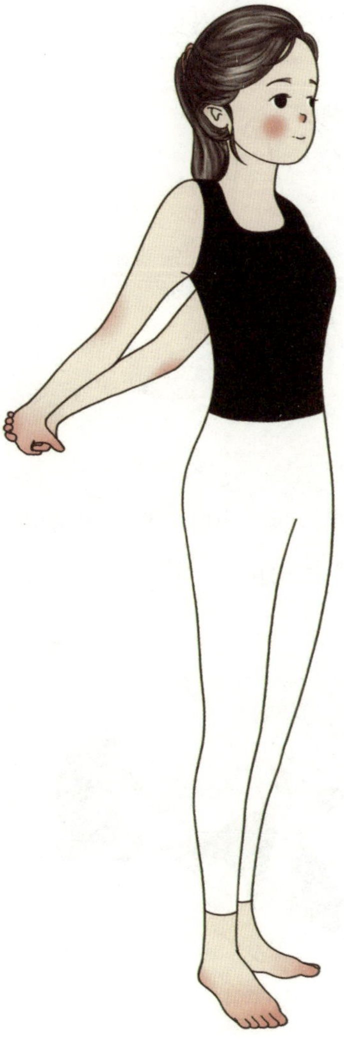

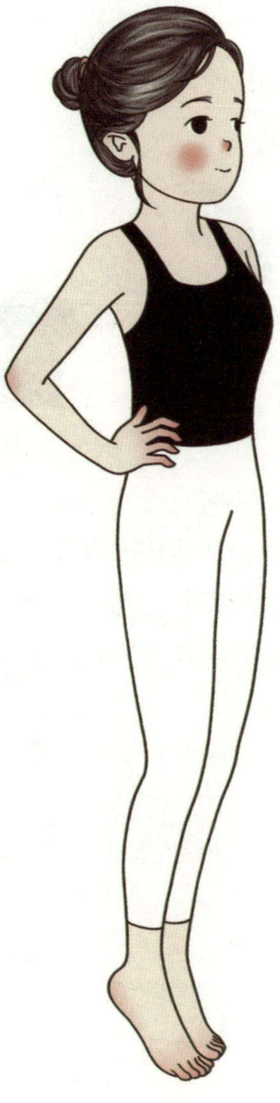

五、睡前的拉伸动作

动作指南：

1 仰卧位，双腿并拢弯曲，双手交叉放在后脑勺儿处，缓慢抬高颈部，类似于仰卧起坐的动作，保持10～20秒，每组2～3次。感受颈部与手臂肌肉的拉伸，但双手不可用力。

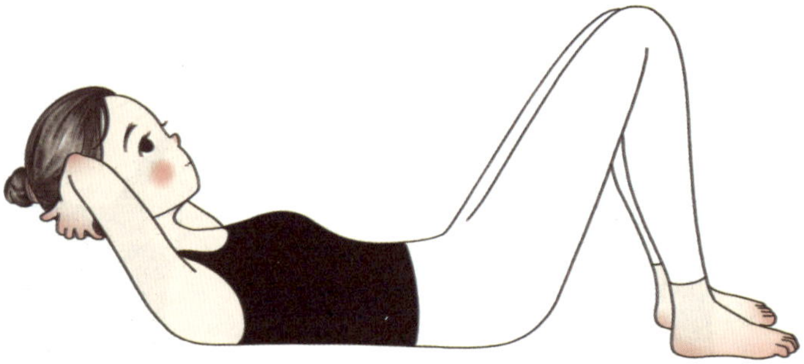

2 仰卧位，两腿并拢伸直，左腿屈膝，收紧腹部，两手抱住左腿膝盖窝尽量拉向胸部，保持20～30秒放松还原。左右为一组，一组3～5次，可做多组。感受腿部的拉伸。

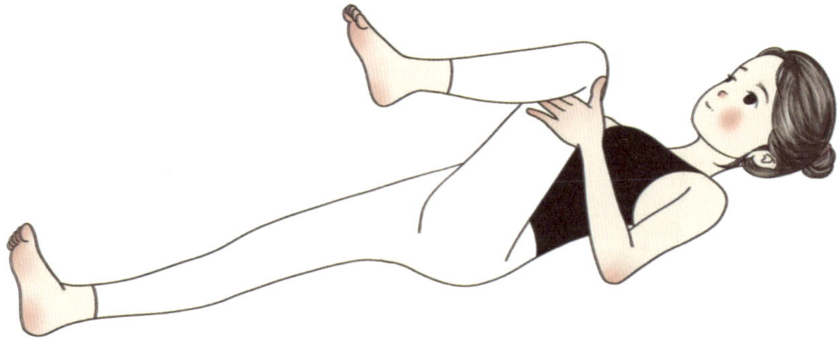

3 仰卧躺在垫子上，双手自然垂放在身体两侧，双腿并拢向前伸直，左腿屈膝叠放在右膝盖处，保持10～30秒。左右为一组，每组2～3次。感受腿部的拉伸。

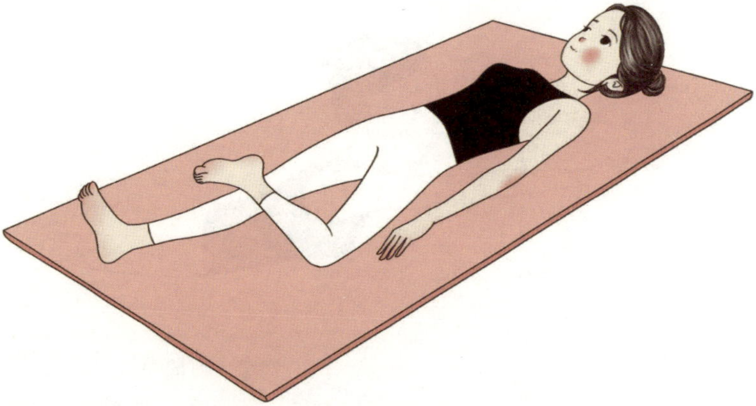

4 身体放松，右手托住头部，左腿伸直，朝右侧躺，弯曲左腿，左手向后抓住左脚踝部，吸气时将左腿向后上方抬起，保持10～30秒。左右为一组，每组2～3次。感受手臂、腿部肌肉的收紧。

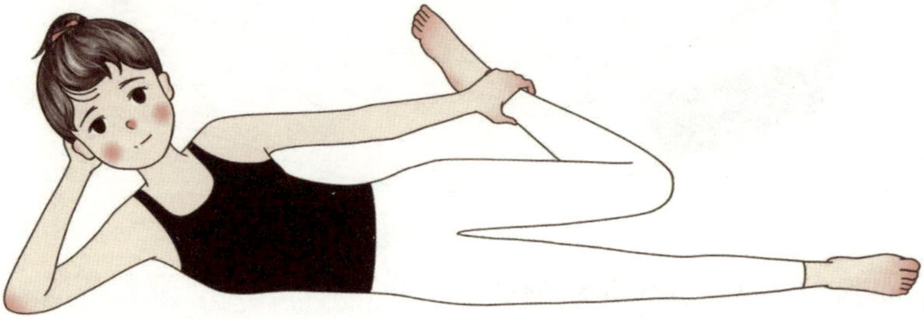

5 俯卧，两腿并拢贴地伸直，双臂放在头部两侧贴地向前伸直，吸气，头部、胸部、腰部抬起尽量向后仰，保持3～5秒后呼气缓慢还原，每组3～5次，可做多组。

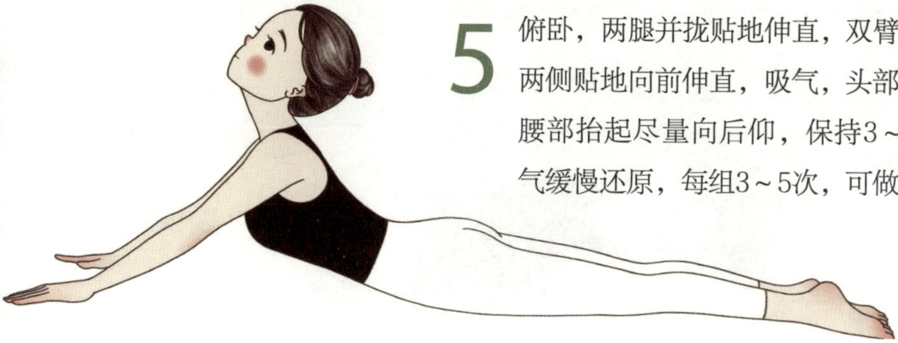

6 俯卧位，以腹部作为支撑，上半身抬起，同时双臂向前尽量伸直，双腿向上、向后伸直，保持5～10秒，每组2～3次。感受整个身体的舒展。

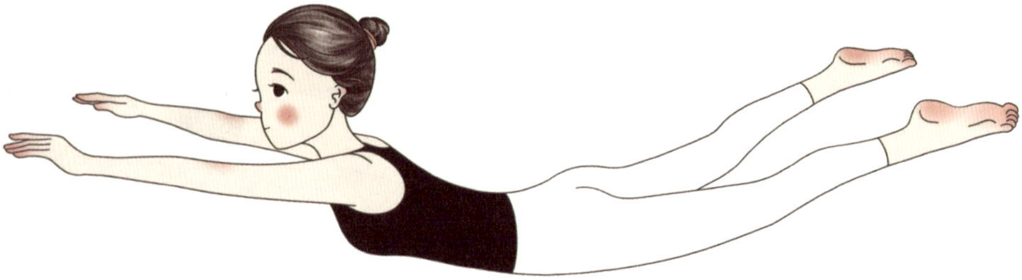

7 俯卧位，以腹部作为支撑，上半身抬起尽量后仰，同时双臂后摆伸直、双腿向上提，保持5～10秒，每组2～3次。感受整个身体的舒展。

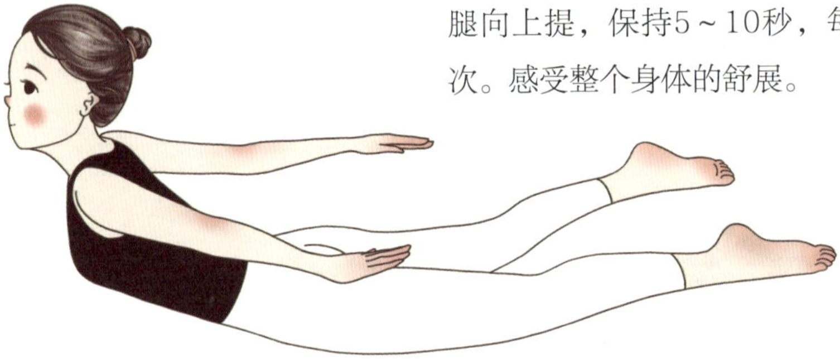

8 仰卧位，两手交叉垫于脑后，手臂、肩部贴地，双腿弯曲。吸气，两膝盖抬起尽力向胸部靠近，呼气，两腿缓慢向左侧下压至腿部全部着地，保持20～30秒后吐气还原，换另一侧练习。左右为一组，每组3～5次。

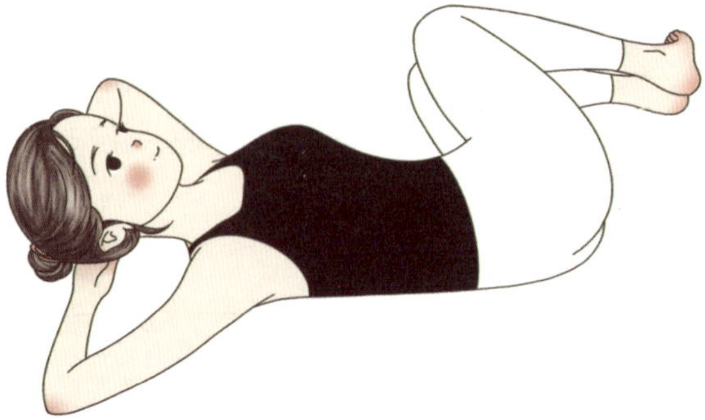

六、适合青少年的拉伸动作

动作指南：

1 仰卧位，双腿并拢伸直，双臂向头顶方向伸直，掌心朝上向上伸展，四肢同时伸展保持20～30秒，每组2～3次。感受整个身体的舒展。

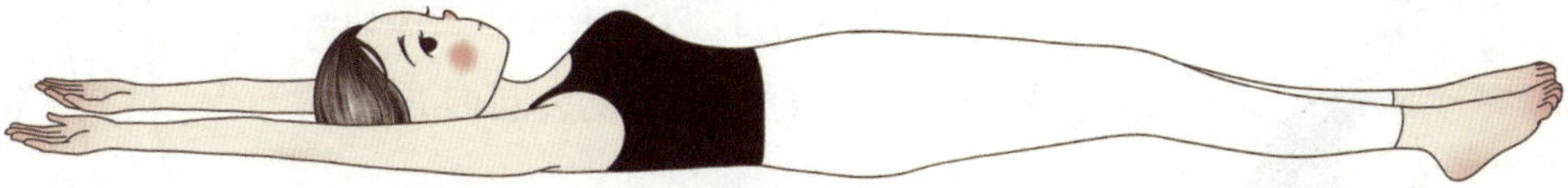

2 俯卧，两腿并拢贴地伸直，双臂放在头部两侧贴地向前伸直，吸气，头部、胸部、腰部抬起尽量向后仰，保持3～5秒后呼气缓慢还原，每组3～5次，可做多组。

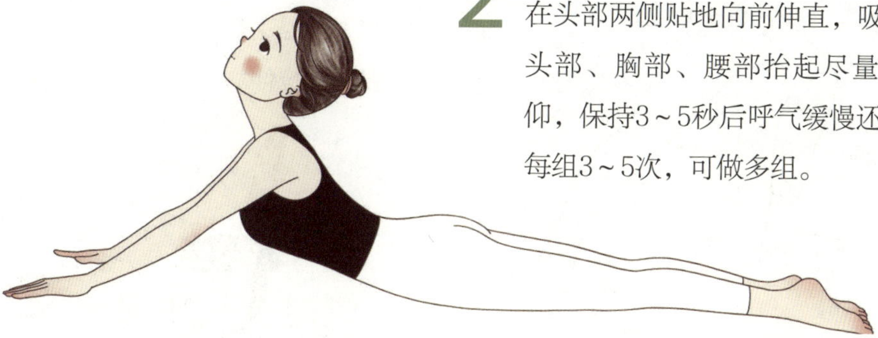

3 俯卧位，以腹部作为支撑，上半身抬起尽量后仰，同时双臂后摆伸直、双腿向上提，保持5～10秒，每组2～3次。感受整个身体的舒展。

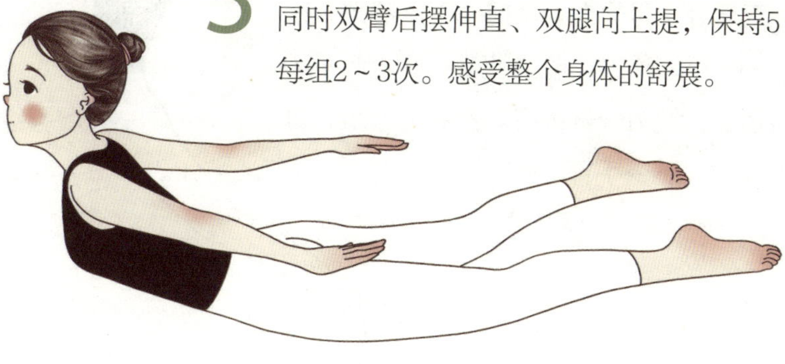

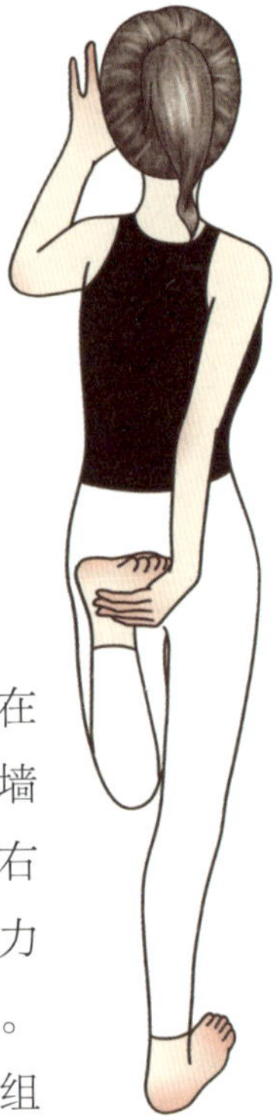

4 站在墙壁前，左手扶住墙面，左小腿向后向上弯曲，右手从腰后边抓住左脚背向上拉伸左小腿。保持20～30秒。换另一侧练习。左右为一组，每组可练习2～3次。感受手臂和腿部的舒展。

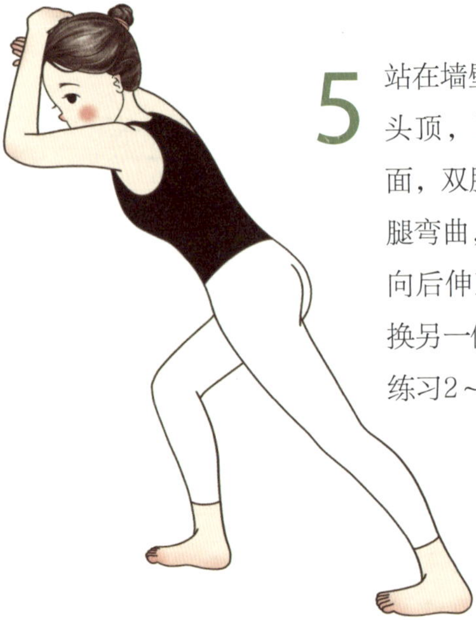

5 站在墙壁前，两只手弯曲交叉放在头顶，两肘部和额头同时顶住墙面，双脚大幅度前后分开站立，右腿弯曲，膝盖顶住墙面，左腿用力向后伸直拉伸，保持20～30秒。换另一侧练习。左右为一组，每组练习2～3次。感受腿部的拉伸。

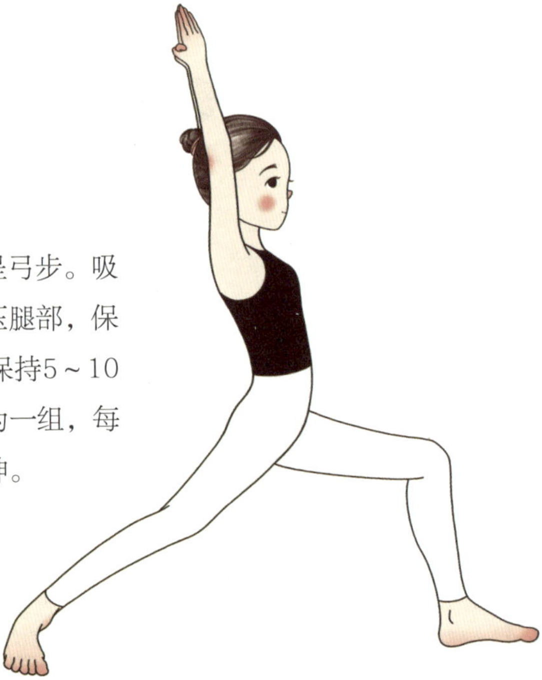

6 站位，左腿向前迈出一步，两腿呈弓步。吸气，双臂合十尽力向上举起，下压腿部，保持5～10秒。呼气，收紧腹部，保持5～10秒后还原，换另一侧练习。左右为一组，每组3～5次。感受手臂、腿部的拉伸。

七、适合老年人的拉伸动作

动作指南：

1 站立，全身放松，双脚分开与肩同宽，双臂自然垂放在身体两侧，向上用力耸肩，保持3～5秒，放松还原，每组2～3次。感受肩部的收紧。

2 自然站立，双腿分开与肩同宽。双手放在后腰髋部处，两手掌施力向前推，感受腰髋部的伸展，保持10～30秒，每组2～3次。感受腰部的拉伸。

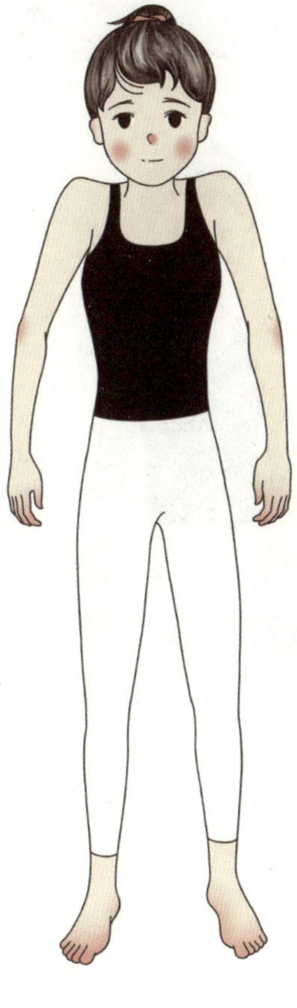

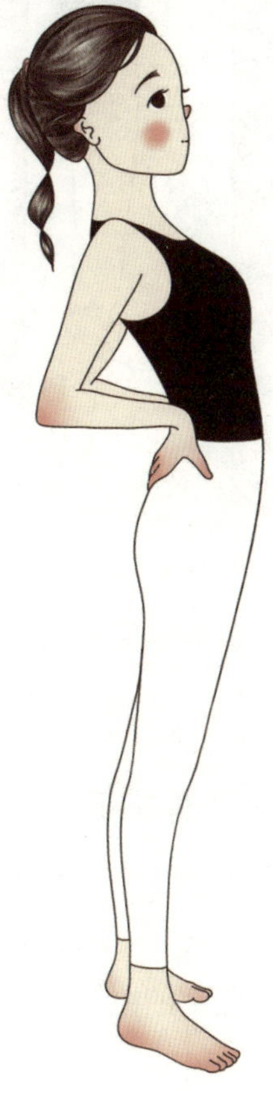

3 自然站立，两手臂屈肘放在两侧门框上，用力向前压，保持10～30秒，每组2～3次。感受手臂的拉伸。

4 找一个有台阶的地方，站立弯腰，用手支撑于台阶上，保持10～30秒，每组2～3次。感受腰背的拉伸。

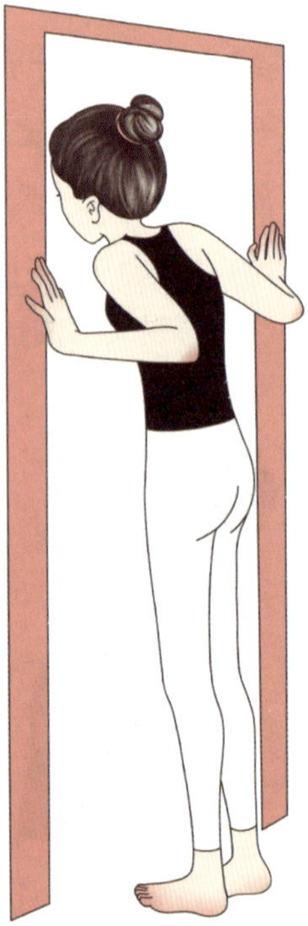

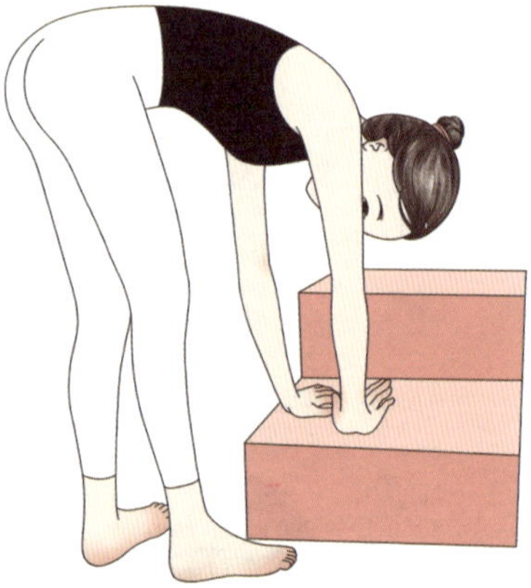

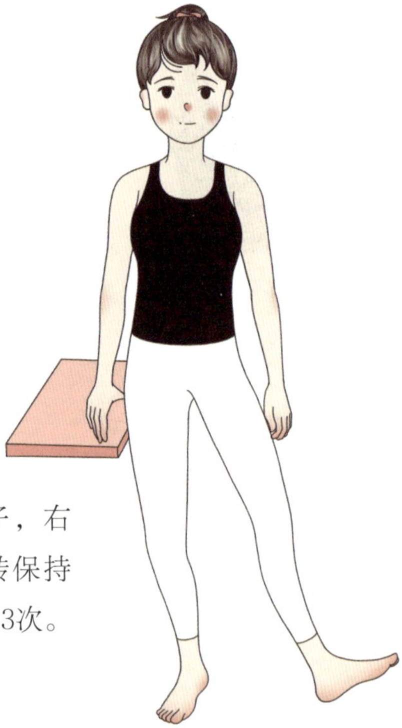

5 找一个有扶手的物体，床或桌子，右手扶住物体，左腿抬起向左旋转保持10～30秒。左右为一组，每组2～3次。感受腿部的扭转拉伸。

6 自然站立，双腿打开与肩同宽，双手叉腰，用力向左转动上半身，保持10～30秒。左右为一组，每组2～3次。感受背部、腰部的扭转收紧。

7 自然站立，腰背挺直，双肩放松，两臂自然垂放于身体两侧。将头颈部缓慢地朝向右侧拉伸，保持20～30秒。左右为一组，每组2～3次。感受头颈部的拉伸。

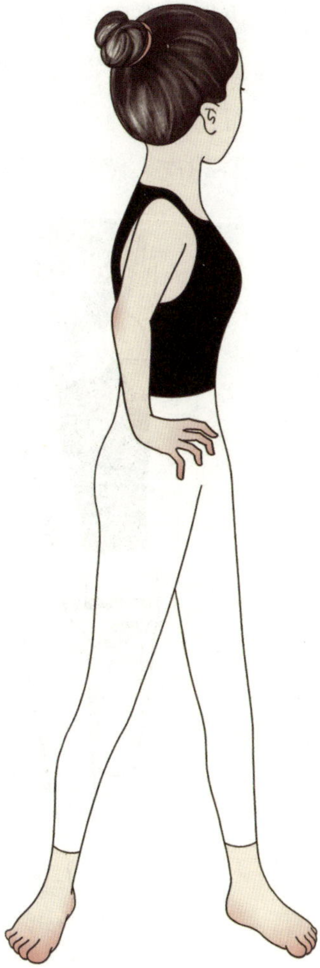

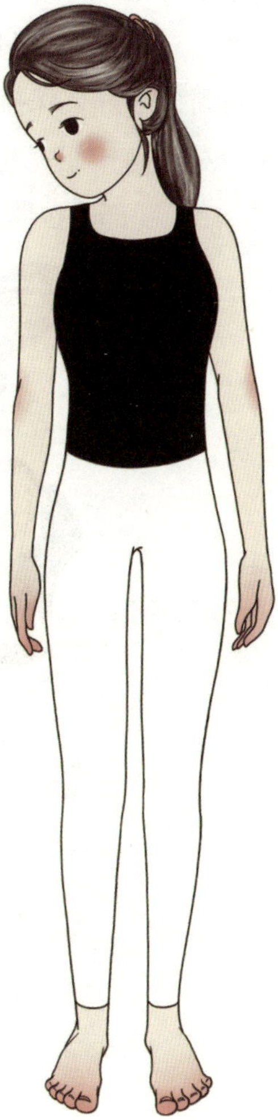

八、体力工作者的拉伸动作

动作指南：

1 找一个高的物体，如栏杆等，左脚抬起放在栏杆上，屈膝，左手放在左膝盖上，右腿绷直站好，保持10～30秒。左右为一组，每组2～3次。感受腿部的拉伸。

2 站在墙壁前，左手扶住墙面，左小腿向后向上弯曲，右手从腰后边抓住左脚背向上拉伸左小腿。保持20～30秒。换另一侧练习。左右为一组，每组可练习2～3次。感受手臂和腿部的舒展。

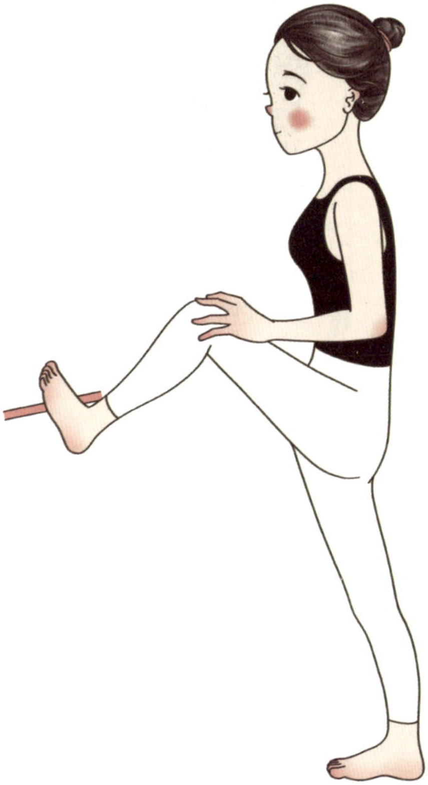

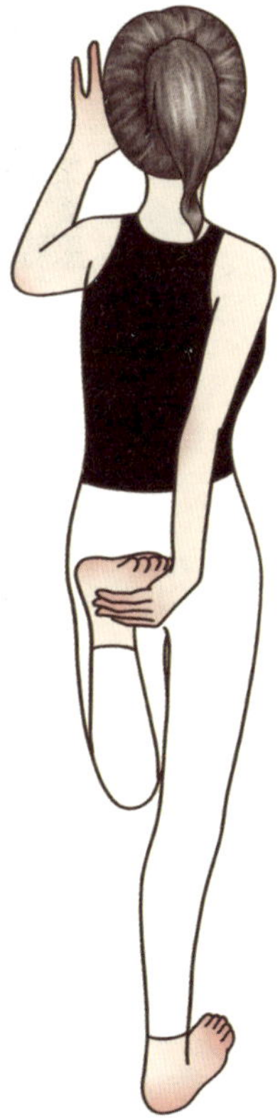

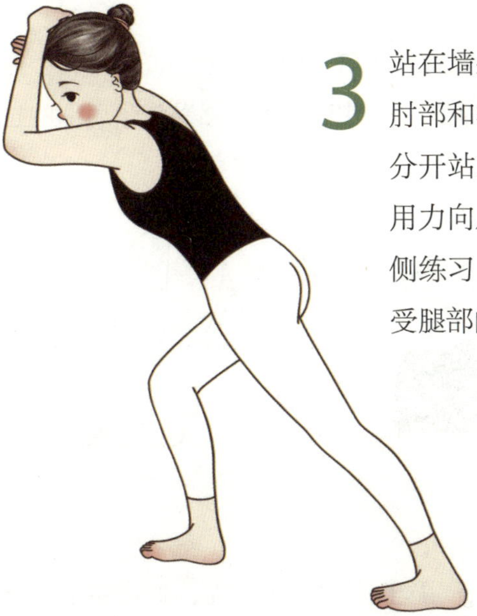

3 站在墙壁前，两只手弯曲交叉放在头顶，两肘部和额头同时顶住墙面，双脚大幅度前后分开站立，右腿弯曲，膝盖顶住墙面，左腿用力向后伸直拉伸，保持20～30秒。换另一侧练习。左右为一组，每组练习2～3次。感受腿部的拉伸。

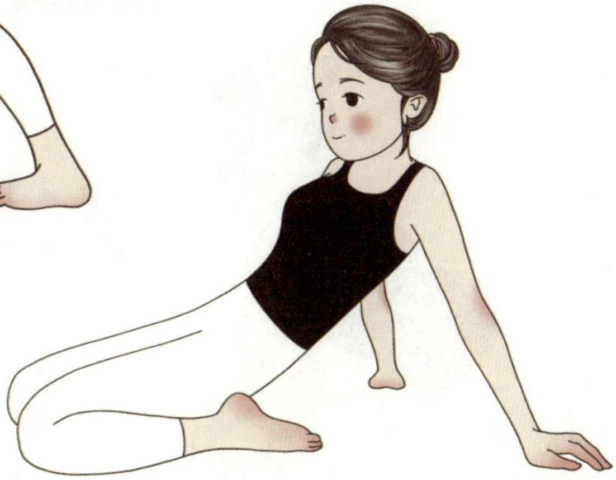

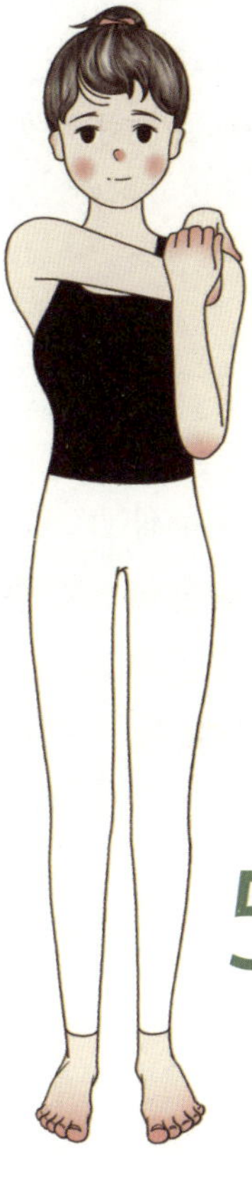

4 跪姿位，双腿并拢，脚背朝下，臀部端坐在双脚脚后跟上，手臂向后伸展，手心贴地，指尖朝外，上半身缓慢向后仰，保持10～20秒，身体重心转移至两臂和脚部，感受两大腿的肌肉拉伸。

5 站立或坐位，右手抬起放在左肩部，左手抓住右手肘部往下拉，右手肘向上做对抗力量拉伸，每侧保持10～30秒，每组2～3次。感受手臂的拉伸。

6 仰卧位，双腿并拢弯曲，双手交叉放在后脑勺处，缓慢抬高颈部，类似于仰卧起坐的动作，保持10～20秒，每组2～3次。感受头颈肩部的拉伸，但双手不可用力。

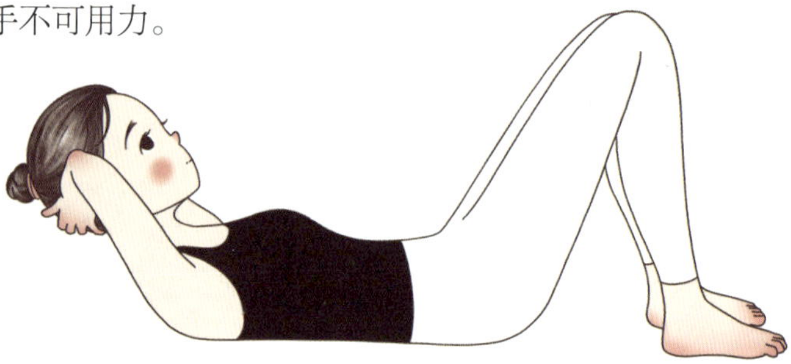

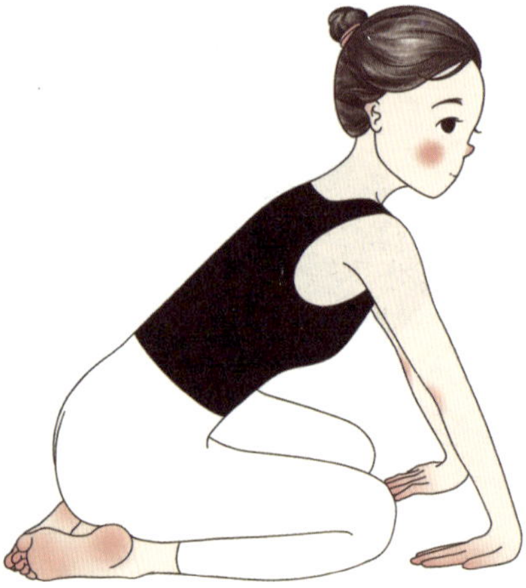

7 跪坐位，双腿并拢，脚背朝下，臀部端坐在双脚脚后跟上，手掌分别放在两膝盖前方地面上，指尖朝向膝盖，身体重力转移至两手臂处，保持20～30秒，每组2～3次。感受手臂的拉伸。

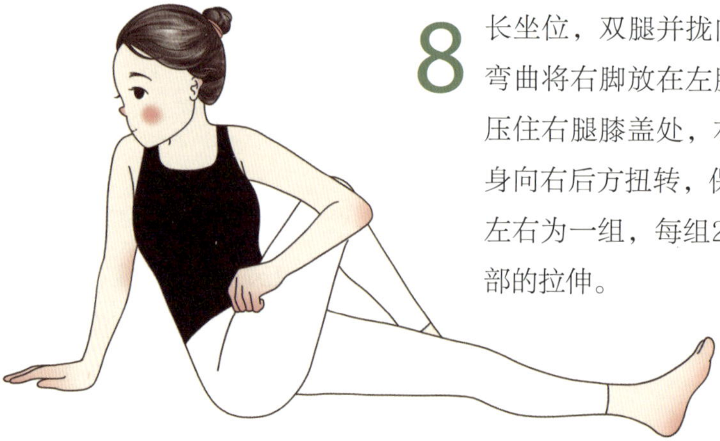

8 长坐位，双腿并拢向前伸直，右腿弯曲将右脚放在左腿外侧，左手肘压住右腿膝盖处，右手撑地，上半身向右后方扭转，保持10～15秒。左右为一组，每组2～3次。感受腿部的拉伸。

九、缓解焦虑的拉伸动作

动作指南：

1 站位，双腿并拢，腰背挺直，双手交叉抱住后脑勺，吸气，两臂同时向后伸展，感受背部的收紧、胸腔打开，自然呼吸保持20～30秒，每组2～3次，可做多组。感受两大臂的拉伸。

2 站位，腰背挺直，双手向后伸直，十指交叉于身后，吸气时手臂向上拉伸，保持20～30秒，每组2～3次，可做多组。感受手臂的伸展。

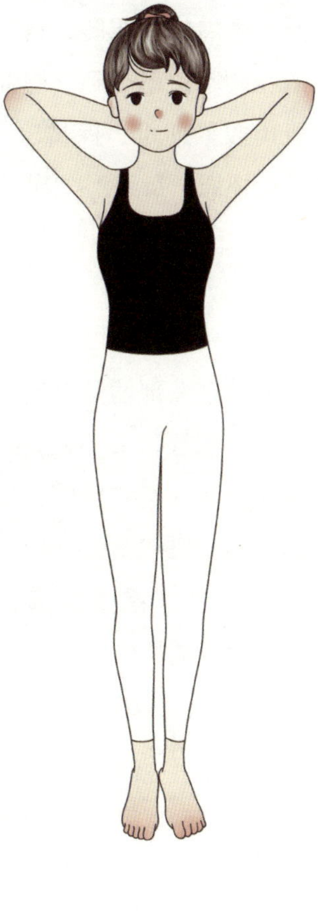

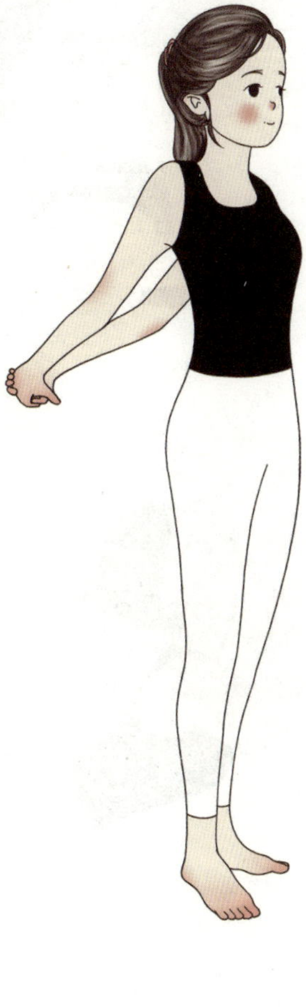

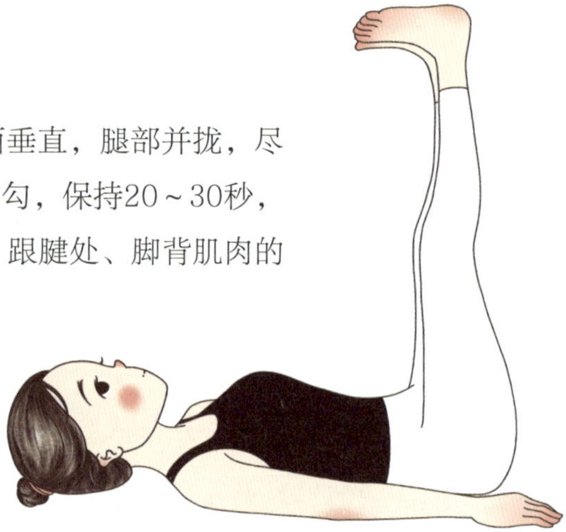

3 仰卧位，双腿抬起与地面垂直，腿部并拢，尽力向上伸直，脚尖再向内勾，保持20～30秒，每组2～3次。感受腿部、跟腱处、脚背肌肉的拉伸。

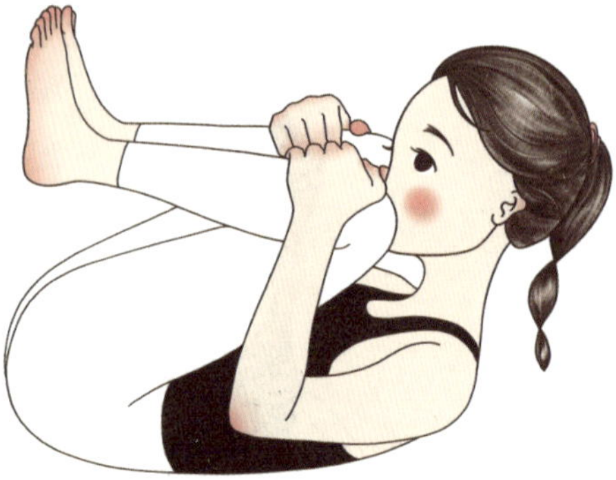

4 身体放松仰卧在软垫上，吸气时弯曲双腿，抬起颈部的同时两臂抱住双腿，将重心放在腰部，感受到腰腹部的肌肉收紧即可，保持5～10秒后还原，每组2～3次。

5 俯卧，两腿并拢贴地伸直，双臂放在头部两侧贴地向前伸直，吸气，头部、胸部、腰部抬起尽量向后仰，保持3～5秒后呼气缓慢还原，每组3～5次。感受头颈、肩背、手臂的拉伸。

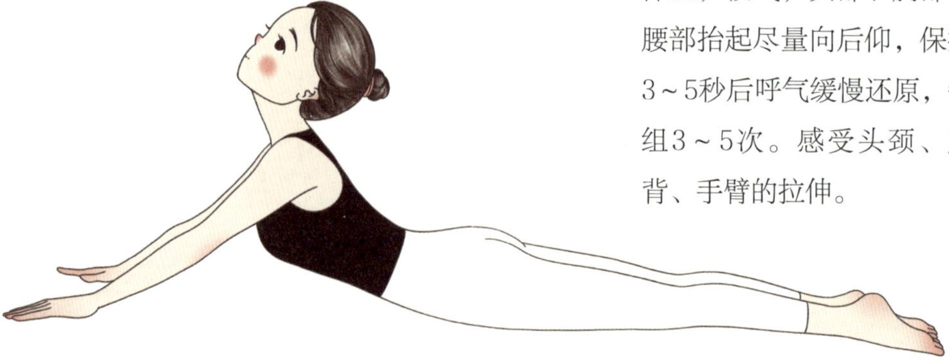

6 仰卧位，双腿并拢伸直，双臂自然放在身体两侧，吸气，以两手肘部支撑，将胸、腰部向上缓慢抬起，头往后仰，以头顶贴地，臀部以下不要离开地面，保持3～7秒后呼气缓慢还原，每组1～2次。感受胸部、头颈肩的拉伸。

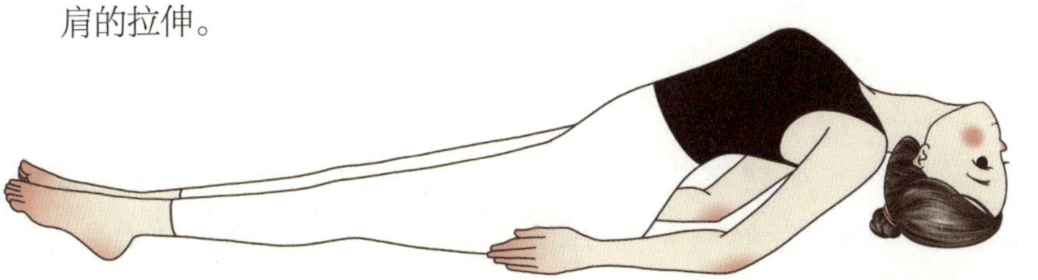

7 仰卧位，双腿并拢伸直，双臂向头顶方向伸直，掌心朝上，四肢同时伸展保持20～30秒，每组2～3次。感受整个身体的舒展。

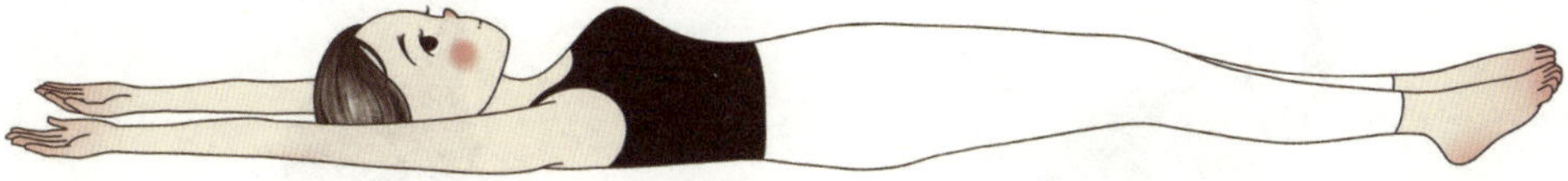

8 自然站立，向下弯身，双手分别抓住两个脚踝处，向外拉伸，保持10～30秒，每组2～3次。

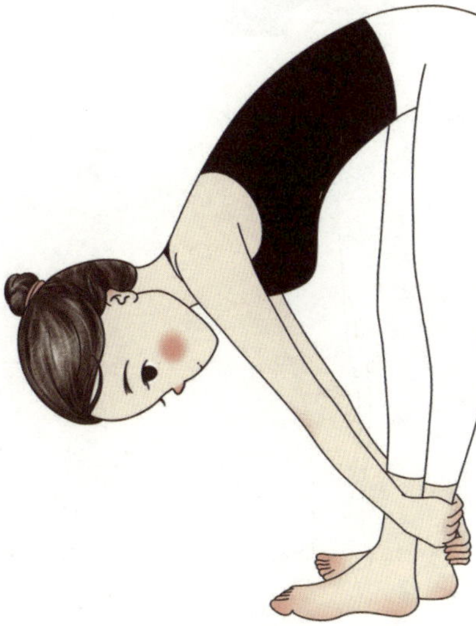

十、长期驾车的拉伸动作

动作指南：

1 自然站立，双腿分开与肩同宽。双手放在后腰髋部处，两手掌施力向前推，感受腰髋部的伸展，保持10～30秒，每组2～3次。感受腰部的拉伸。

2 站位，腰背挺直，双手向后伸直，十指交叉于身后，吸气时手臂向上拉伸，保持20～30秒，每组2～3次，可做多组。感受手臂的伸展。

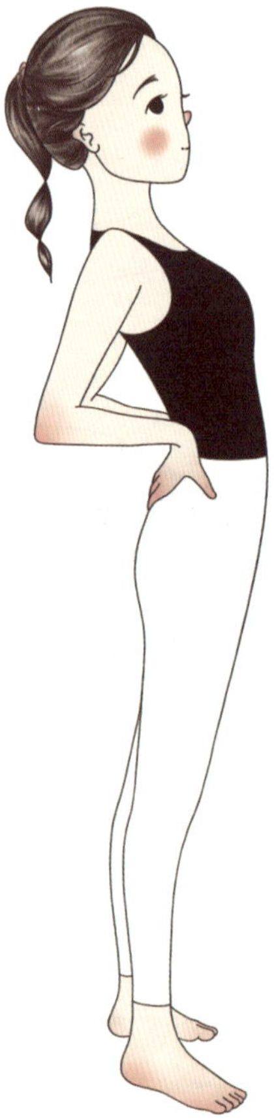

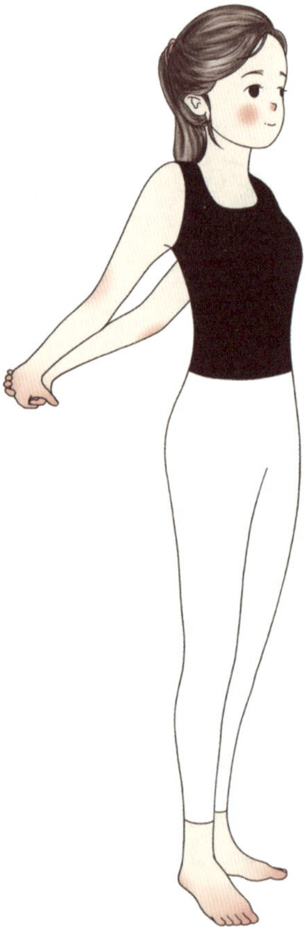

3 站位，左右腿分开两肩宽，双臂自然垂直放在身体两侧，右手臂向上伸直带动身体向左侧弯曲，保持10～30秒，换另一侧练习。左右为一组，每组2～3次。感受手臂、腰部的拉伸。

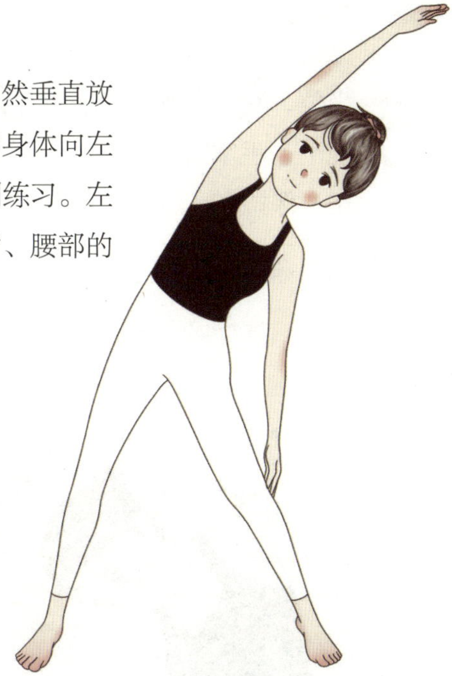

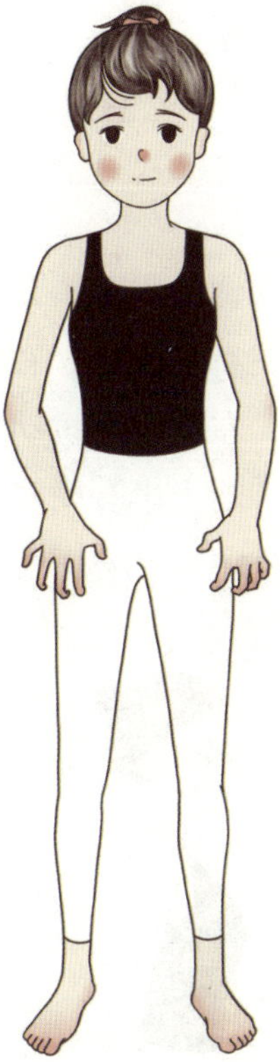

4 站位或坐位均可，两手臂向下伸开幅度不宜过大，掌心向下，尽力张开十指，然后呈虎爪状，保持20～30秒。感受手背及前臂的肌肉收紧，每组3～5次。感受手指的伸展。

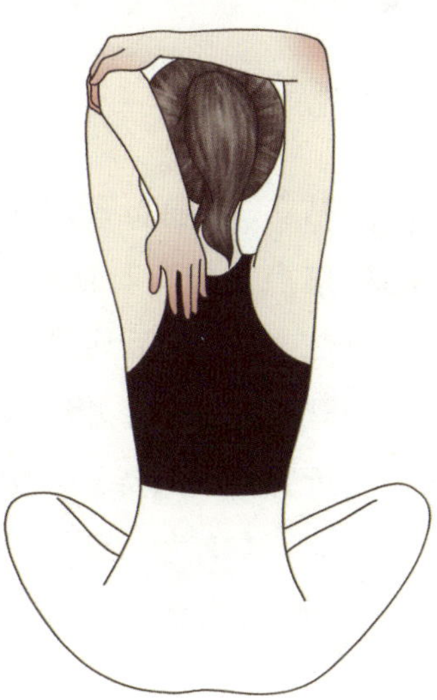

5 坐位，腰背挺直，左臂向后弯曲放在肩胛骨附近，右臂抬起握住左肘，向上向右拉伸左臂，保持10～20秒。左右为一组，每组练习3～5次。感受手臂、后背的拉伸。

6 坐位，双手向前伸直，右手腕放在左手腕上，手掌扭转合并，上半身前屈往下压，保持10～30秒，每组练习2～3次。感受头颈、背部、手臂的拉伸。

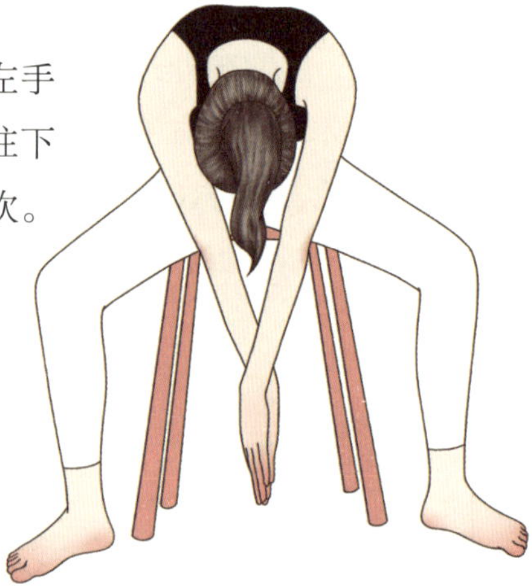

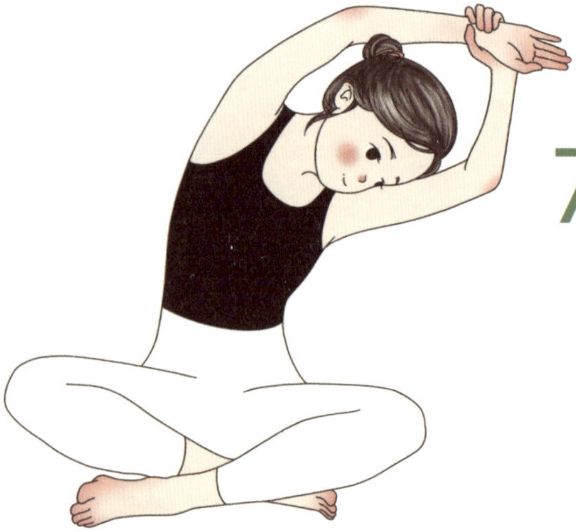

7 盘腿而坐，双臂抬起至头顶上方，左手抓住右手腕处，右手掌面朝前方，左手向上拉动右手腕，同时带动上半身向斜前方拉伸，保持10～30秒，每组2～3次。

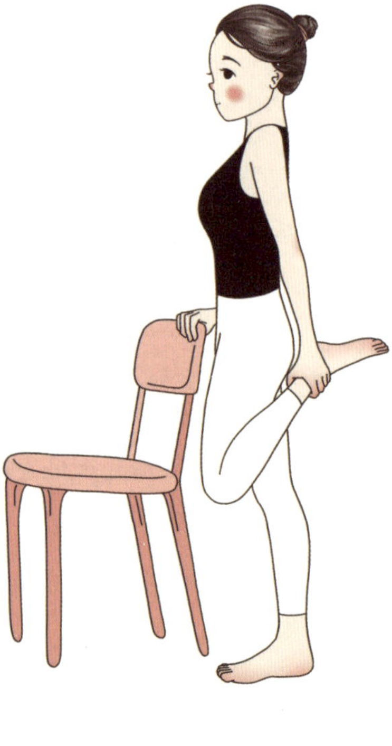

8 站立，腰背挺直，右手找到一个支撑点（椅背、墙壁、桌子等）扶住，左腿向后屈膝，左手握住左脚踝处。吸气，将左脚脚跟尽量贴近臀部，保持3～10秒后，呼气还原。左右为一组，每组2～3次，可做多组。感受腿部的拉伸。